행복한 가족의 소중함을 가르쳐주신 아버지와 장인어른,
언제나 풋풋한 설렘의 향기가 가득한 아내에게 바칩니다.

임신에 대처하는 유능한 아빠양성

임신 열 달, 생존을 위한 남편 지침서

임신에 대처하는
유능한 아빠양성
임신 열 달, 생존을 위한 남편 지침서

초판 1쇄 펴낸 날 | 2014년 12월 12일
초판 3쇄 펴낸 날 | 2018년 3월 9일

지은이 | 김동환
펴낸이 | 홍정우
펴낸곳 | 브레인스토어

책임편집 | 이상은
디자인 | 김한기
일러스트 | 나인완
마케팅 | 정다운

주소 | (121-894) 서울시 마포구 양화로 7안길 31(서교동, 1층)
전화 | (02)3275-2915~7
팩스 | (02)3275-2918
이메일 | brainstore@chol.com
페이스북 | http://www.facebook.com/brainstorebooks

등록 | 2007년 11월 30일(제313-2007-000238호)

ⓒ 김동환, 2014
ISBN 978-89-94194-59-2 (13590)

* 이 책은 저작권법에 따라 보호받는 저작물이므로 무단 전재와 무단 복제를 금하며, 이 책 내용의 전부 또는 일부를 이용하려면 반드시 저작권자와 브레인스토어의 서면 동의를 받아야 합니다.

이 도서의 국립중앙도서관 출판시도서목록(CIP)은 서지정보유통지원시스템 홈페이지(http://seoji.nl.go.kr)와 국가자료공동목록시스템(http://www.nl.go.kr/kolisnet)에서 이용하실 수 있습니다.(CIP제어번호: CIP2014033212)

임신에 대처하는 유능한 아빠양성

임신 열 달, 생존을 위한 남편 지침서

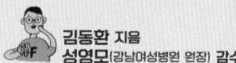
김동환 지음
성영모 (강남여성병원 원장) 감수

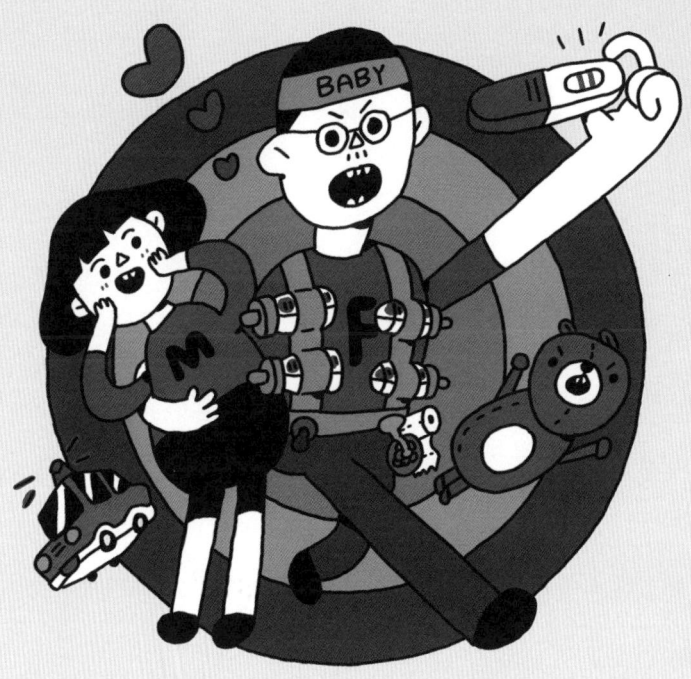

bs
브레인스토어

추천의 글

초보 아빠의
출산을 축하하며

지금까지의 출산 도서는 대부분 산모 위주로 산모와 태아의 건강이나 행동지침을 말해준다. 하지만 이 책은 산모가 아닌 남편이 주체다. 예비 아빠로서, 산모와 태아의 안녕을 위해 어떻게 외조를 잘 할 것인지에 대해 다루고 있다. 대중에게 어려울 수도 있는 전문적인 의학 정보는 담지 않았다. 하지만 의학적 지식보다 중요한 것을 이야기하고 있다. 아내를 사랑하는 마음을 기본으로 임신 기간 중 가져야 할 남편의 도리에 대해 상당히 진솔하고 현실적으로 이야기하고 있다. 미세한 감정부터 남편이 실제로 준비해야 할 실전용 실탄을 독자들에게 전달한다.

저자는 글로 삶을 살아왔다. '기자'라는 직업의 특수성 때문인지 현상에 대한 냉철한 파악이 인상적이다.『임신에 대처하는 유능한 아빠양성』은 그런 결과물이다. 아내가 처음 임신을 했을 때 어떻게 대처해야 할지 몰라 갈팡질팡하는 예비 아빠들에게 이 책을 권하고 싶다. 이 책을 통해 부부관계를 튼튼히 하고, 가정이 건강해지고, 남편의 외부활동 역시 잘할 수 있게 되는 토대가 마련되기를 바란다. 또한 바람이 있다면 초보 아빠 딱지를 뗀 지금 첫 아이를 키우고 양육하며 느낀 점을 엄마들의 관점이 아닌 아빠들의 관점에서 더 많이 듣고 싶다는 것이다.

아내를 사랑하는 마음 없이는 이러한 책이 나오기 어렵다. 세상에서 제일 중요한 일은 '가족의 사랑을 배우는 일'임을 실행에 옮긴 듯해 기분이 좋다. 책을 집필하기 위해 계획을 세우고 자료를 모으고, 자신의 경험을 토대로 사실적으로 저술한 저자에게 축하의 말을 전한다.

강남여성병원 대표원장
성영모

프롤로그

남편이여,
지구의 평화를 지켜라

　새로운 생명을 만나는 순간만큼, 다양한 감정의 교차를 경험할 기회는 결코 많지 않다. 사람이 일생 느낄 수 있는 수많은 감정들. 어쩌면 우리는 감정이라는 것을 표현 가능한 언어의 테두리 안에 가두어 두고 있는지도 모르겠다. 의도치 않은 감정의 절제는 나도 모르는 사이 삶 속에서 끊임없이 일어나고 있다. 옳고 그름은 차치하자. '남편'이라는 타이틀도 모자라 '예비 아빠'가 되어버린 나는 평화를 지키기 위해 치열한 눈치작전을 펼쳐야 한다.

　절정의 순간에 나의 몸을 벗어난 정자는 힘차게 헤엄쳐 아내의 난자와 만났다. 그리고 수억 분의 확률을 뚫고 하나의 생명으로 재탄생됐다. 모든 과정이 '종족번식'이라는 원초적 — 혹은 동물적 — 행위로 함축될 수도 있지만, 인간이 다른 동물과 다르게 감정과 이성을 느끼는 존재라는 사실은 우리에게 많은 숙제를 남긴다.

새로운 생명이 창조되는 순간부터 우리 곁으로 오기까지의 시간 10개월. 겪을 때는 길지만 겪고 난 후에는 짧기만 한 10개월의 기다림은 마냥 분홍빛 설렘으로 가득하지 않다. 행복한 순간만 있는 것이 아니라는 말이다. 오늘을 살아가듯 희로애락이 고스란히 담겼다. 삶을 살아가기 위해 지속되는 일상 중 하나다. 다만 다른 점이 있다면 이는 보탬의 일상이 될 것이라는 사실이다.

오늘도 새벽같이 일어나 졸린 눈을 비비고 출근길을 재촉한다. 지난 밤 회식에서의 숙취가 채 풀리지 않았지만 대한민국 남성들이 정신력으로 오전을 보냈던 것이 하루 이틀 일인가. "자기야~ 어제 많이 마셨어? 바빠도 속 풀고 가. 해장국 끓여놨어" 따위의 말은 드라마나 영화 속에서나 있을 법한 일이다.

문득 시계를 돌려 인생의 첫 전환점이었던 순간을 떠올린다. 지금은 어디서 무엇을 하고 계신지 알 길이 없는 주례 선생님 앞에서 나의 왼편에 서 있는 한 여인을 이 세상에서 가장 행복한 여자로 만들겠노라고 굳게 다짐했다. 두 손을 맞잡고 버진 로드(Virgin Road)를 내려온 우리는 연애시절 상상도 하지 못하던 현실의 상황들과 부딪혔고, 그 과정 속에서 다양한 감정을 공유하며 삶을 살아왔다.

오늘 아침도 여전한 풍경이다. 아내는 여전히 세상에서 가장 평화로운 얼굴로 꿈나라를 유영하고 있다. 잘못 건드렸다간 한 대 얻어맞을 수도 있으니 조심스럽게 침대를 빠져나간다. 해장국을 끓여놓지 않는다고 해서 아내가 악처인 것은 아니다. 전업주부나 맞벌이를 하는 아내의 삶 역시 남편의 그것만큼 고단함의 연속이다. 우리 남편들은 그 사실을 알고 있지만, 애써 외면하려 한다. 나의 삶의 고단함 앞에 머뭇거리지 말고 아내가 느끼는 감정을 인정해야 한다. 적어도 부부라면.

물론 사랑의 결실, 새로운 생명의 탄생을 기다리며 서로의 고단함을 보듬고, 위로하며 지내는 일은 쉽지 않다. 아기가 태어나 처음 세상의 빛을 보는 순간까지 함께 겪을 과정들은 두려움과 실수의 연속이다. 하지만 아내와 내가 동등한 위치에서 함께 책임을 공유하고 노력하는 존재라는 사실을 잊지 않고 10개월을 보낸다면, 부부, 나아가 가족이 함께 만들 미래를 행복의 울타리 안에 두는 데 작은 도움이 될 수 있을 것이다.

    임산부(妊産婦)인 아내 곁에서 현명한 임산부(妊産夫)로 순간의 감정을 공유하자. 곧 한 사람의 일생이 다가온다. 세상에서 가장 행복한 '우리 가족'을 만들기 위한 여정이 시작된다.

김동환

차례

추천의 글 _ 초보 아빠의 출산을 축하하며 006
프롤로그 _ 남편이여, 지구의 평화를 지켜라 008

1장 워밍업 | 여보, 이제 당신은 아빠가 될 거야!

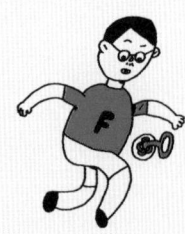

자기야, 나 임신했어! 019
우리, 마지막으로 언제 했지? 024
예비 아빠를 위한 생존 Tip! | 스마트폰에 아내의 생리 주기를 담아볼까? 029
아빠의 정자, 엄마의 난자는 건강할까? 032
예비 아빠를 위한 생존 Tip! | 이제라도 착하고 올바르게 삽시다! 038
엄마! 장모님! 곧 할머니가 될 거예요! 042
예비 아빠를 위한 생존 Tip! | 피곤하지만 가끔은 '정치'도 필요해! 047
'딸 바보' 안 돼요! '마누라 바보' 좋아요! 050
남자의 돈 걱정, 천천히 하지만 정확히 공유하자 054
예비 아빠를 위한 생존 Tip! | (예)비자금을 준비하라, 걸리지 않으면 죄가 아니다 059

2장
전반전 4~12주

천사 같던 아내가
히드라로 변했다

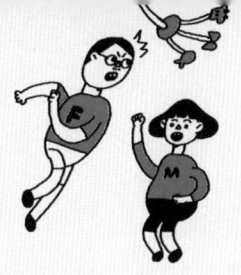

남자도 알아야 할 아기의 성장 065
아내가 히드라로 변했다 069
예비 아빠를 위한 생존 Tip! | 생리 경계경보를 해제합니다? No! 임신 공습경보를 발령합니다! 074
반가운 두 줄, 첫 산부인과 진료는 '부부가 함께' 077
예비 아빠를 위한 생존 Tip! | 주치의와의 신뢰 형성에 적극 참여하세요! 081
의사 선생님, Can you speak Korean? 084
예비 아빠를 위한 생존 Tip! | 남자여, 고개를 들고 당당히 산부인과에 가라 088
산모와 아이를 위해 반드시 필요한 초기 검사 090
아이의 심장 소리는 아빠의 심장도 뛰게 한다 094
예비 아빠를 위한 생존 Tip! | 웨딩드레스 투어 기억나니? 098
아빠도 순간을 기록하자 101
예비 아빠를 위한 생존 Tip! | 아내는 질투의 화신이다, '아친남'을 조심하라 104
주체할 수 없는 남성 본능, 나의 섹스는 끝인가 107

3장
하프타임 13~28주

이제 슬슬 새로운 작전에
돌입해볼까?

시간과의 싸움, 아이는 열심히 자란다 113
한방이? 튼튼이? 태명은 사랑의 시작 119
아니, 왜 그렇게 병원에 자주 가? 122
남편이 대신 신청하자! 임산부의 필수품 고운맘 카드 126
아내가 트랜스포머라니, 그래도 자기가 제일 예뻐! 130

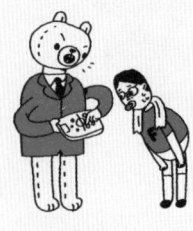

예비 아빠를 위한 생존 Tip! | **아내의 튼 살, 영광의 훈장이다** 134
화장실에서 오랜 시간을 보내는 아내를 타박하지 말자 136
뭐? 변비도 모자라 치질까지 걸렸어? 139
예비 아빠를 위한 생존 Tip! | **아내의 임신은 무죄, 폭식은 유죄** 143
외부의 충격으로부터 아내의 배를 지켜라! 145
예비 아빠를 위한 생존 Tip! | **내편을 지켜주는 것도 결국 남편의 몫이다** 148
미안해 다롱아! 널 경계해야겠어! 150

4장 후반전 29~40주
아내는 원한다. 마지막까지 화려한 남편의 원맨쇼!

고지가 보인다. 힘내라 내 새끼! 157
여자는 'D라인'도 뽐내고 싶다 162
아빠가 간다! 아빠의 태교는 '호들갑'이 아닌 '필수' 167
우리 아이가 발로 찼는데 말이야! 그래서 어쩌라고? 172
예비 아빠를 위한 생존 Tip! | **아빠의 호들갑을 100% 받아줄 곳이 있다** 177
의사 선생님! 분홍색이 잘 어울린다더니 아들이라고요? 179
자연분만이냐 제왕절개냐, 그것이 문제로다 184
예비 아빠를 위한 생존 Tip! | **아니, 제왕절개가 어때서?** 189
임신과 출산만큼 중요한 아내의 산후조리, 어디서 할까? 191
산후조리원 2주 가격이 400만 원? 거기가 특급호텔이야? 194
예비 아빠를 위한 생존 Tip! | **산후조리원 선택, 사실 간단하다** 198

5장
연장전 41~42주
아내 비위만 잘 맞추면 끝인 줄 알아?

아내에게 아기용품 준비 목록을 내밀어라 203
예정일이 지났는데 애가 왜 안 나와? 209
예비 아빠를 위한 생존 Tip! | 최후의 만찬을 즐겨라 212
'갑작스런 여행을 떠나요' 출산 가방 준비 214
아빠만의 '출산 당일 예행연습'을 하자 218

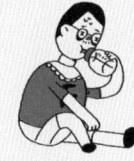

6장
승부차기
드디어 결전의 그날이 왔다!

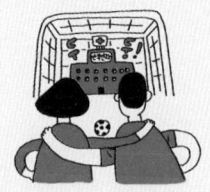

올 것이 왔다, 진통이 온다 225
예비 아빠를 위한 생존 Tip! | 진통 간격 체크? 모바일 애플리케이션을 활용하자 228
돌발상황! 아직 예정일이 안 되었는데 양수가 터졌다! 230
예비 아빠를 위한 생존 Tip! | 아버님, 당황하셨어요? 침착하세요! 234
분만실에 꼭 같이 가야 해? 응! 그럼! 236
나는 아빠다. 출산의 순간부터 내가 너를 지킨다 242
예비 아빠를 위한 생존 Tip! | 나는 '찍사'다! 탄생의 순간은 내가 기록한다! 246
이제 '진짜' 아빠의 삶이 시작된다 248

에필로그 _ 남자 3막, 새로운 삶의 시작 252

> **1장**
> 워밍업
> # 여보, 이제 당신은 아빠가 될 거야!

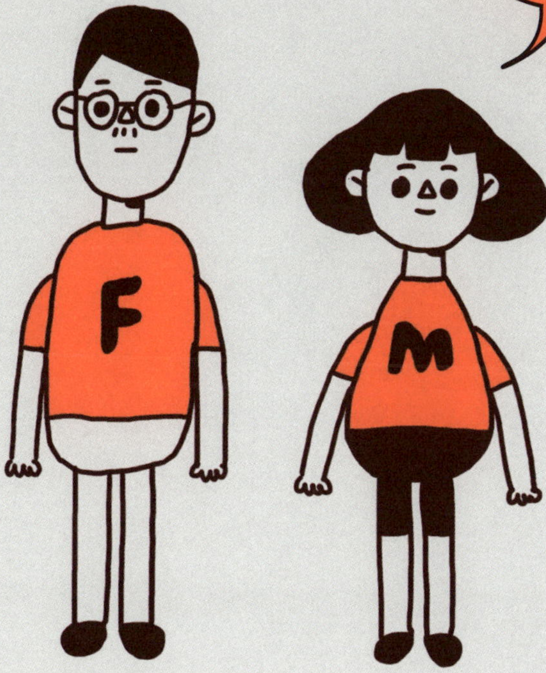

'카톡!'
하루에도 수십 번 쏟아지는 메시지들 사이에 아내의 메시지가 떴다. 사진 한 장. 순백의 플라스틱 물체의 한 가운데에는 핑크색 두 줄이 선명하게 새겨져 있다.

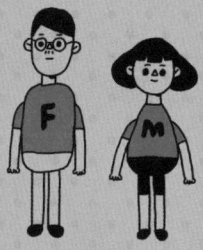

자기야, 나 임신했어!

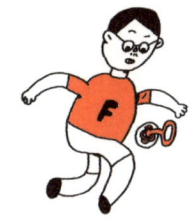

'카톡!'

하루에도 수십 번 쏟아지는 메시지들 사이에 아내의 메시지가 떴다. 사진 한 장. 순백의 플라스틱 물체의 한 가운데에는 핑크색 두 줄이 선명하게 새겨져 있다. 난생 처음 보는 플라스틱은 임신테스트기가 분명하다. 한 번도 본 적은 없지만, 대충 무엇인지 직감할 수 있다. 아내는 분명 카카오톡 대화창의 '1'이 사라졌음을 알고 있을 것이다. 엄청난 스피드로 검색창을 띄워 '임신테스트 두 줄'을 입력한다. 맞다. 임신이다.

여자는 지극히 감정적이다. 연애시절을 떠올려보자. 장미꽃 한 다발을 받고 여자가 행복감을 느끼는 이유는 꽃이 아름다워서가 아니다. 자신을 만나기 위해 남자가 꽃을 주문하고, 행인들의 온갖 시선을 뚫고 자신에게 다가오는 장면을 떠올리고, 함께 꽃을 들고 길거리를 걸으며 반대편에서 걸어오는 행인들이 보내는 시선에서 행복감을 느낀다. 그리고 행복해하는 자신의 모습을 보며 만족해하는 남자를 보면서 다시 한 번 감정을 느낀다.

남자라면 결혼을 앞두고 누구나 했을 '프러포즈' 역시 좋은 예다. 여자는 내 남편이 될 이 남자가 어떻게 자신을 감동시킬지 기다리고 있다. 다행히 남자는 프러포즈의 순간이 자칫 평생 이어질 원망의 소재가 될 수도 있음을 주변인의 사례를 통해 잘 학습하고 있다. 대부분의 모범 사례들을 보면 남자가 프러포즈를 하는 순간 여자는 눈물을 흘리며 결혼을 허락한다.

방금 남편에게 한 마디 언급도 없이 사진 한 장을 보낸 아내는 남편의 반응을 기다리고 있다. 당장 회사를 박차고 집으로 달려가 꽃 한 다발을 안기며 "가슴 벅찬 이 순간, 너를 보기 위해 왔어"라고 하면 좋겠지만 드라마 속 허구다. 그랬다간 영원히 회사로 돌아가지 못

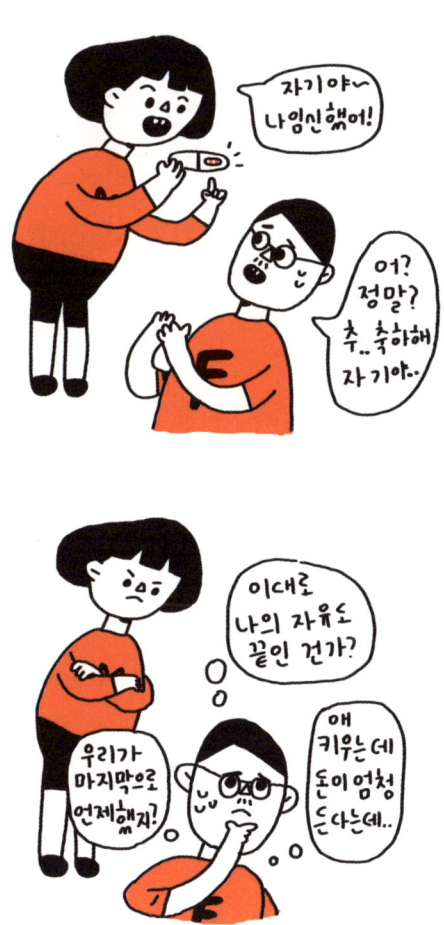

할 수도 있다.

아내의 메시지를 받고 세상에서 가장 기쁜 남자의 모습으로 빠르게 반응하는 것이 모범 답안이다. 불가피한 상황이라면 모르겠지만, 메시지로 답하지 말고 통화 버튼을 누르자. 그리고 말하자. "당신 덕분에 지금 이 순간 나는 세상에서 가장 행복한 남자"라고.

사실 남자는 어안이 벙벙하다. 평생 한 번도 경험하지 못한 다양 감정이 교차한다. 임신의 기쁨은 물론, 아내에 대한 걱정부터 부양가족 증가에 따른 경제적 부담까지 온갖 기대와 걱정이 혼재한다.

하지만 가장 중요한 것은 새 생명을 잉태한 아내의 감정이다. 자신의 몸속에 또 다른 생명이 자라난다는 불안감을 보듬어주자. 남편의 감정을 내세우는 것은 금물이다.

"지금 진정이 안 돼서 말이야, 조금만 이따가 전화할게", "우리 언제 했더라?" 등의 대답은 아내의 가슴을 무너지게 할 말이다. 한 순간의 리액션이 평생을 좌우한다.

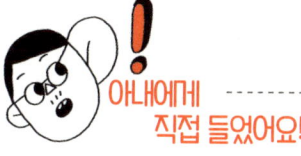
아내에게 직접 들었어요!

▶ 남편에게 절대 듣고 싶지 않은 최악의 리액션

- 제대로 확인한 거 맞아? 한 줄이 옅은데?
- 다른 테스트기도 해봤어?
- 우리 언제 했지?
- 피임했잖아? 콘돔이 불량인가?
- 아직 확실하지 않으니까 호들갑 떨지 말고 기다리고 있어.
- 아이고, 이제 돈 많이 들겠네. 출산할 때까지 수백 깨진다고 하던데?
- 아들이어야 할 텐데…….
- 나 오늘 회식이라 늦어.
- 한 겨울에 수박 사오라고 하지는 않을 거지?

▶ 남편에게 꼭 듣고 싶은 최고의 리액션

- (매우 오버하며) 당장 갈게. 어디야?
- (매우 오버하며) 지금 먹고 싶은 게 뭐야? 10개월 동안 걱정하지 마!
- (매우 오버하며) 아무것도 하지 마. 움직이지 말고 당신 몸만 생각해. 알았지?
- (매우 오버하며) 필요하면 회사도 좀 쉬어. 돈은 내가 벌면 되지, 뭐.
- (매우 오버하며) 절대 걱정하지 말고 그냥 나만 믿어.
- (매우 오버하며) 사랑해, 자기야!

우리, 마지막으로 언제 했지?

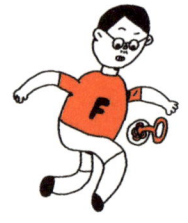

새 생명을 맞이하는 일은 이 세상에서 가장 고귀한 축복이다. 30대 안팎에 결혼해 40대를 맞이하는 순간까지 엄청난 시간적, 금전적, 정신적, 육체적 노력을 기울였음에도 불구하고 쉽게 임신에 골인하지 못하는 경우도 많다. 대한민국에 존재하는 수많은 산부인과를 파악하기 위해 인터넷 포털 사이트 검색창에 '산부인과'를 넣으면 번듯한 홈페이지를 마련한 수많은 병원들이 나올 것이다. 대부분 '출산'에 대한 자신감을 내비치고 있다. 산모와 여성질환에 대해서 역시 최고의 전문가들임을 자부한다. 하지만 최근 들어 많은 산부인과가 내세우고 있는 것은 바로 불임 클리닉이다. 그만큼 임신을 간절히 원하는 '수요'가 많다는 해석이 가능하다. 때문에 계획 여부를 떠나 임신을 했다는 것은 큰 축복이다. 현실적 걱정들은 뒤로하고 삶에 둘도 없을 축복이 부부에게 왔음을 인식하자.

물론 무작정 임신 사실을 기뻐만 하고 있을 것은 아니다. 정확하게는 아니더라도 대략적으로 어느 순간에 만들어진 아기인지 알아야 한다. 출산일에 대한 예측을 해야 하기 때문이다.

사실 계획하지 않고 부부관계를 가지며 직, 간접적 피임을 한다면, 한 달 중 '그냥 해도 되는 날', 즉 질 내 사정이 허락되는 날들이 많지 않게 느껴진다. 하지만 반대로 임신을 계획한다면 임신이 될 수 있는 '가임기'가 오히려 짧게 느껴진다. 같은 상황이지만 인간은 목적에 따라 다른 인식을 한다.

남편에게 임신을 알린 아내는 이미 '언제' 생긴 아기인지 계산을 마쳤을 것이다. 자신의 생리 주기와 부부관계를 맺은 날을 추적하면 답은 나온다. 물론 하루가 멀다 하고 불철주야 관계를 갖는 뜨거운 부부라면 '언제'가 모호해진다. 중요한 것은 남자가 임신의 과정에 대해 제대로 인식하는 것이다. 단순하게 정자를 제공한 수컷이 아니라 남편이자 아빠이기 때문이다.

남편의 성기에서 힘차게 발사된 정자는 아내의 질 속을 헤엄쳐 난자를 찾아간다. 난자는 아내의 난소 안에 있는 난포라는 작은 주머니 안에서 자라나 한 달에 한 번씩 난소 밖으로 헤엄쳐 나온다. 바로 '배란기'다. 난자는 나팔관 주위에서 정자가 올 때까지 기다린다. 이 시기가 바로 '가임기'에 해당한다.

정자를 만나지 못한 난자는 12시간에서 24시간가량 기다리다 소멸되고 만다. 그리고 정자, 난자의 결합체인 수정란이 만들어지지 않으면 수정란을 기다리던, 부풀어진 자궁내막이 떨어져 나와 생리로 이어진다. 아내의 난자는 남편의 정자와 달리 평생 배란되는 수가 정

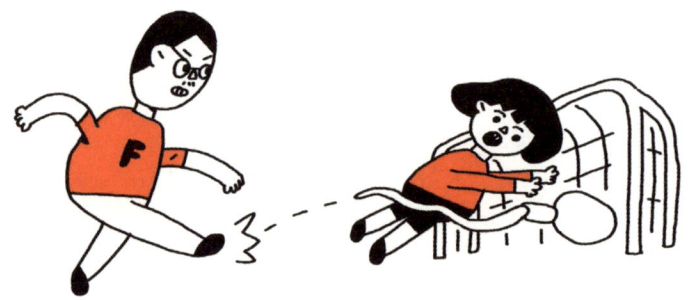

해져 있다. 보편적으로 가임기가 되면 400~500개의 난자가 매달 한 개씩 배란되는데, 이런 과정이 멈추면 바로 폐경이 된다.

임신을 인지하는 가장 빠른 신호는 생리의 중단이다. 정자는 여성의 생식기에서 최대 2일가량 생존하는데, 대부분 난자를 찾아가는 과정에서 죽는다. 난자가 나팔관에서 정자와 만나 수정에 성공했다고 해서 모두 임신이 되는 것이 아니다. 수정란이 자궁내막에서 제대로 착상을 해야 한다. 가끔 이 과정에서 약간의 출혈이 있는데, 이를 '착상혈'이라고 한다. 가끔 생리혈로 착각해 임신이 아닌 것으로 여기는 경우가 있으니 아내의 신체에 변화가 있다면 임신테스트기 혹은 전문의와의 상담을 통해 정확하게 확인하는 것이 좋다.

나팔관 주변에서 수정된 수정란이 나팔관을 따라 자궁내막으로 이동하고, 착상이 되어 임신이 확인되는 시간은 관계가 이루어진 날로부터 2주 이상임을 계산할 수 있다. 아내가 생리를 해야 할 시기가 아니라면 임신을 인지하는 것은 적어도 마지막 생리일로부터 3~4주 이후다.

물론 생리의 중단이 아니더라도 아내의 임신을 예측할 수 있는 신호들은 존재한다. 아내가 유독 피로함을 느끼며 졸림을 호소하거나,

미각과 후각이 예민해져 반응을 보일 것이다. 더불어 예전과 달리 소변을 자주 본다면 임신을 의심할 수 있다.

착상혈이 생리혈과 다른 것은 양의 차이다. 보통 생리와는 달리 출혈의 양이 적고 기간 역시 짧다. 남편보다 아내가 더 빠르게 인지할 수 있는 부분이다. 이 시기에 남편의 피부로 느낄 수 있는 아내의 '생리 신경질'은 차이가 없다. 어쨌거나 아내는 예민하니 조심하는 것이 신상에 좋다.

· 예비 아빠를 위한 생존 Tip! ·

스마트폰에
아내의 생리 주기를 담아볼까?

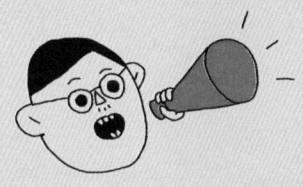

남녀가 사랑을 나눌 때 남자가 여자에게 가장 많이 묻는 것은 "오늘 해도 돼?"다. 당신도 연애 시절(?) 많이 해본 질문일 것이다. 우리가 사랑을 나누는 이 순간 질 내 사정을 할 경우 임신이 될 것인지를 묻는 질문이다. 조금 바보 같은, 부정확한 답이 나올 수밖에 없는 질문이다. 여성조차 100% 확신할 수 없는 답이 나오는 '가임기'에 대한 질문. 그래도 아내가 자신의 생리 주기를 정확히 알고 있다면 바로 답변이 가능하다. 반대로 임신을 계획하고 있다면 생리 주기를 파악하고 가임기를 노리는 것이 좋다.

여성의 생리 주기는 보편적으로 일정하지만 건강에 이상 신호가 있을 경우 변한다. 예전에는 여성이 다이어리 등에 자신만의 기호로 표시를 했다. 아내의 달력 혹은 다이어리를 보면 특정 기간에 뭔가 표시가 되어 있음을 발견할 수 있다. 남자들은 모르지만, 여자들끼리는 누구나 아는 일종의 '암호'라고 볼 수 있다.

부부가 임신을 계획하는 단계라면 알아도 모르는 척했던 이 표시들을 미리 알아두어 더욱 센스 넘치는 남편이 되어보자. 물론 사무실 책상에 놓여 있는 달력에 표시를 해두라는 것은 아니다. 사무실 여직원이 보고 당신을 변태로 생각할 수 있다.

이제는 모바일 시대인 만큼, 스마트폰에 멋진 애플리케이션을 설치하자. 직접 설치해도 좋고, 아내의 스마트폰에 살포시 설치하는 것도 좋다. 대부분 무료다. 시중에서 가장 많이 이용되고 있는 것은 대한산부인과의사회 공식 애플리케이션인 '3W 핑크다이어리'다. 생리일을 입력하면 가임기, 배란일, 다음 예정 생리일까지 알려준다. 관계를 가진 날을 입력할 수도 있고, 피임 여부 역시 입력이 가능하다. 산부인과 정보, 여성질환 정보도 담고 있어 아내에게 추천한다면 "언제 이런 걸 알아왔어?"라며 사랑을 받을 수 있다.

물론 하나의 애플리케이션을 맹신하는 것은 좋지 않다. 매직캘린더,
포켓 사이클 등 복수의 애플리케이션을 활용해 정확도를 높이는 것이
좋다. 가장 정확한 정보를 원한다면 가까운 전문의를 찾아가라.

아빠의 정자, 엄마의 난자는 건강할까?

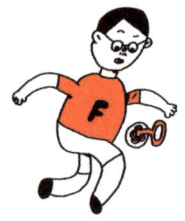

예전 학창시절 성교육 시간에 접했던 시청각 자료를 떠올려보자. 남녀가 눈이 맞아 풀숲으로 쓰러지고 느닷없이 힘차게 달리는 증기기관차가 나타난다. 이어 용암이 터져 나오고 용광로에서는 쇳물이 흐른다. 그리고 시간이 흐르면 아기가 태어난다. 지금 생각하면 어떻게 그런 교육을 받고 이 땅에 많은 이들이 건강하게 태어나고, 또 살아가고 있는지 신기할 정도다. 2000년대 이후에는 그나마 시대에 맞는 적절한 성교육이 조금씩 이뤄지고 있어 참으로 다행이다.

최근 청소년을 대상으로 하는 성교육은 남녀가 만나 잉태를 하는 과정을 상세하게 다루고 있다. 인간적이기보다는 의학적인 교육에 가깝다. 청소년기 이후에는 각자 알아서 성장을 하며 자연스럽게 성에 대한 지식을 습득하게 되는데, 청소년기의 성교육이 알려주지 않는 '사랑'이라는 감정에 대한 학습 역시 개인의 몫이다. 어찌 보면 가장 중요한 부분인데, 이는 획일적인 교육을 통한 학습이 불가한 부분이기도 하다.

획일적 성교육에 따르면 정자는 남자의 고환에서 생산되며, 난자는 여자가 태어날 때부터 이미 난소 속에 비축되어 있다. 남녀가 육체적 사랑을 나누는 과정 속에 남자의 정자와 여자의 난자가 만나 수정이 이뤄지고, 10개월의 숙성(?) 과정을 거치면 새 생명이 태어난다. 결코 짧지 않은 이 과정의 시간은 임신과 출산이라는 단어로 함축된다. 여기에 부부가 가지는 감정적 부분을 더하면 태어날 아기에 대한 마음은 자연스럽게 따라온다. 아빠의 정자, 엄마의 난자가 건강해야 건강한 아기를 만날 수 있다. 부부가 함께 그 과정을 미리 준비할 수 있다면 더욱 건강한 2세를 만난다.

물론 모든 아빠와 엄마가 철저한 계획 하에 임신을 하는 것은 아니다. 일부는 전혀 예상치 못한 임신으로 적잖이 당황할 수도 있다.

또 그중 일부는 새 생명에 대한 기대와 기쁨보다 당혹감 혹은 진퇴양난의 상황을 호소하며 극단적인 선택을 할 수도 있다. 개인 혹은 각 가정의 상황에 따라 임신을 맞이하는 모습이 다른 것은 부정할 수 없는 사실이다.

극단적인 선택을 하지 않는다면, 이왕 맞이할 새 생명에게 가장 좋은 씨앗을 제공하는 것이 좋다. 결론부터 이야기하면 평소의 올바른 생활습관이 좋은 씨앗, 즉 정자와 난자를 만든다. 가장 가까운 것은 식습관이다. 평소 인스턴트 식품에 많이 노출이 되었다면 임신을 계획한 시기부터는 양을 줄이는 것이 좋다. 더불어 현대인이 많이 접하는 커피와 차, 시중에 판매되는 청량음료 역시 과다한 섭취를 경계하는 것이 좋다. 카페인 때문이다. 물론 적당한 양은 무리가 없겠지만 경계해야 할 것은 바로 중독성이다. 남자, 여자 구분 없이 많은 현대인들이 하루 평균 3~4잔 이상의 커피를 마신다. 종류에 따라 다르겠지만 카페인의 함량이 300mg/일 이상은 좋지 않다. 갑자기 줄이기에는 무리가 있으니 임신을 계획하는 단계부터 줄여야 한다. 대신 싱싱한 과일 등으로 심심함을 달래는 것이 좋다.

음주 역시 마찬가지다. 평소 충분히 자제 가능한 음주를 즐기는 사람이라고 해도 10개월의 기간 동안 술을 끊고 지내기란 쉽지 않다. 저녁 시간 TV만 봐도 멋진 모델들이 맥주 한 잔을 권하지 않는가.

음주량이 지나칠 경우 다양한 선천성 질환의 원인이 될 수도 있다. 국내에 자주 등장하는 사례는 아니지만 태아까지 알코올 중독이 되는 경우도 많다. 따라서 임신 전부터 부부가 함께 음주를 컨트롤하는 것이 좋다. 외국에서는 임신 중 가벼운 와인 한 잔 정도는 거부감 없이 섭취하는 경우도 있지만 국내에서는 권하지 않는 분위기다. 의학적으로 정확한 기준은 없지만 임신을 계획하는 순간부터 과도한 음주를 삼가는 것이 좋다.

음주와 함께 흡연 역시 태아에게 상당한 영향을 준다. 담배에는 니코틴, 일산화탄소를 포함한 유해물질이 포함되어 있다. 직접 흡연을 하지 않더라도 연기에는 발암성 물질인 나프틸아민, 니켈, 벤젠, 비닐 크롤라이드, 비소, 카드뮴 등이 포함되어 있다. 흡연 시 이 모든 것들이 몸에 흡수되기 때문에 정자와 난자에도 영향을 줄 수밖에 없다. 임신을 계획한다면 수개월 전부터 체내에 이러한 물질들이 쌓이지 않도록 금연을 하는 것이 좋다.

임신 중 흡연은 더욱 위험하다. 산모의 혈액이 태아에게 공급되는

데, 혈중 산소 농도가 줄어들어 태아의 세포 성장이 늦어지고 발육에 영향이 있다. 극단적인 사례로 뇌성마비의 원인이 될 수도 있다. 산모가 직접 흡연을 하지 않더라도 연기로 인한 영향 역시 무시할 수 없기 때문에 부부가 함께 노력하는 것이 좋다. 임신 사실을 인지한 후에 실천하는 것도 좋지만 계획 단계부터 충분한 시간을 갖고 노력해야 한다.

더불어 최근에는 아토피 등을 통해 환경호르몬에 대한 관심도 커지고 있다. 환경호르몬은 현대인이 살며 24시간 노출되어 있는, 방심하기 쉬운 요소이기도 하다. 몇 년 전 스티로폼으로 된 컵라면 용기에서 환경호르몬이 다량 방출되어 라면 국물을 통해 체내로 들어온다는 소식이 전해진 후 많은 라면 업체들이 종이용기로 교체할 정도로 주목을 받기도 했다.

일반 가정에서 환경호르몬에 가장 많이 노출되는 경우는 각종 음식 용기들과 주방 도구를 통해서다. 유리나 스테인리스 소재의 제품들은 안전한 편이지만, 플라스틱으로 된 페트병, 양은냄비, 알루미늄 소재의 제품들은 피하는 것이 좋다. 특히 플라스틱과 합성수지가 섞여 만들어진 조리 기구들은 비스페놀을 포함하고 있어 정자와 난자

및 염색체 손상을 야기할 수 있다.

중요한 것은 평소 건강 관리를 잘 하는 것이다. 즉석식품을 피하고 싱싱한 재료로 만든 음식으로 균형 잡힌 식단을 구성해 규칙적인 영양 섭취를 해야 한다. 탄수화물과 단백질 섭취를 많이 하되, 칼로리가 높은 지방 위주의 식단은 피하는 것이 좋다. 알칼리성 식품인 채소, 현미, 두부, 생선 등을 비롯해 과일의 섭취 역시 균형 있게 해야 한다.

임신 전부터 무리한 다이어트를 하거나 과체중을 겪고 있다면 호르몬 불균형의 원인이 된다. 이는 배란 장애는 물론 임신 후 유산, 임신중독, 임신성 당뇨 등의 원인이 되기도 하므로 적정 체중을 유지한 후 임신을 계획하는 것이 좋다.

지금까지 말한 모든 것들이 산모가 될 엄마만의 몫이라고 생각하면 큰 오산이다. 임신을 계획하는 순간부터 임신을 확인하고 출산에 이르기까지, 나아가 양육하는 과정 역시 모두 엄마와 아빠가 함께 노력하고 헤쳐나가야 한다. 엄마, 아빠를 막론하고 흡연, 음주를 포함해 건강하고 규칙적인 식생활과 거리가 먼 생활을 했다면 최소 6개월 전부터 생활 습관을 고치자. 그래야만 3개월 안팎의 회복 기간을 거쳐 최고의 조건을 갖춘 정자와 난자를 만들 수 있다.

• 예비 아빠를 위한 생존 Tip! •

이제라도
착하고 올바르게 삽시다!

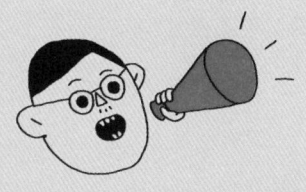

갑자기 고개가 숙여지나? 당신이 그날 무엇을 했는지, 그 전날 무엇을 했는지 도무지 떠오르지 않을 것이다. 시간으로 따지면 약 3~4주 정도 된 것 같은데, 바쁜 삶은 나의 기억력을 아메바로 만들어놓았다. 임신이라는 일생 최대의 변화를 맞이한 아내는 꼬치꼬치 묻는다. 그날 '다르게 시도했던 무엇이 임신으로 이어지는 골 결정력의 원인'인지, '오르가즘을 느낀 것이 잉태의 원인이 된 것 같다'는 둥, '느끼면 딸이라는 말을 인터넷에서 들었다'는 둥 수다쟁이가 되어 현실 세계와 판타지 소설을 오가고 있다. 그날의 상황을 캐묻는 아내의 질문에 제대로 대답을 하지 못했다가는 그 즉시 가정의 평화가 사라질 수 있다. 아내는 '확인'을 자꾸 원한다. 남편은 단순하다. 평화는 둘째 치고, 다시 곤란한 상황이 오는 것이 싫다.

사실 당장 오늘 점심에 무엇을 먹었는지도 선뜻 기억이 나지 않는데, 몇 주 전 일이 기억나지 않는 것은 남자의 입장에서 보면 당연한 일이다. 하지만 '여자'라는 동물은 참 이상하다. 싸움의 단초를 들고 나에게 달려와 마치 일부러 싸움을 거는 것 같기도 하다. 그런데 어쩌겠나. 여자들의 갈대 같은 마음은 과학적으로 분석이 불가능하다.

초롱초롱한 아내의 눈망울과 달리 사실 당신의 머릿속은 다른 것으로 복잡할 것이다. 그 정체는 말 못할 불안함이다. 괜히 이야기를 꺼냈다간 아내는 더욱 불안해하고, 더욱 거세게 캐물을 것이다. 평화가 사라질 것은 불 보듯 뻔하다.

물론 역사가 이뤄진 '그날'에 기억력 추적기의 좌표가 맞추어져 있다는 것은 아내와 같다. 하지만 과연 그날 당신의 '물건'을 통해 아내에게 달려간 새하얀 존재의 증명들이 건강한지 보장을 못 하겠다. 혹시 술을 먹고 아내와 황홀한 시간을 보낸 것은 아닐지. 아니면 보름 내내 연이은 회식과 약속 때문에 술독에 빠져 집에 돌아와 잔뜩 오른 취기에 아내를 덮치지는 않았는지. 혹은 자기밖에 모르는 상사의 꼰대 같은 말과 행동 때문에 스트레스를 받아 이틀 내내 하루에 두 갑씩, 줄담배를 피웠는데, 덜컥 생긴 것이 아닌지. 역사가 이뤄지던 '그날' 앞뒤로 당신의 몸에, 아니 당신의 정자에 좋지 않은 영향을 줄 수 있는 일들을 한 것은 아닐지 도무지 생각해도 잘 떠오르지 않는다. 괜히 나쁜 영향이 있지 않을까 고민도 되고, 걱정도 되지만 아내에게 말을 할 수는 없다. 극히 일부는 아내 몰래 직업 여성들과 시간을 보낸 것이 마음에 걸릴 수도 있다. 혹시 성병이 아이에게까지?

사무실에서 녹색 검색창을 띄워 놓고 지식인에 쌓여 있는 진지한 답변들, 가벼운 답변들을 아무리 들여다봐도 정답을 알려주는 이는 없다. 인터넷상에 있는 남편들의 커뮤니티에 가입해 익명 게시판도 기웃거려본다. 하지만 속 시원하게 정답을 알려주는 이는 아무도 없다. 이미 임신과 출산을 경험한 주변의 선배들은 "별 걱정을 다 하네. 그때가 좋을 때다"리며 성의를 찾아볼 수 없는 대답만 늘어놓을 것이다.

정답은 자신에게 있다. 당신이 원하는 것은 정답이 아닌 안심이다. 지나간 일, 벌어진 일에는 정답이 없다. 시간이 약이다. 앞으로 지낼 시간을 더 건강하게, 같은 후회를 하지 않도록 끌어가면 된다. 그 이상의 정답을 찾는다면 어쩔 수 없다. 간절함을 아내와 뱃속 아기를 향한 애정으로 이끌어내어 씻어내고 잊어내는 것이 살 길이다. 지금부터라도 똑바로, 건강하게 살자. 늦지 않았다. 당신은 아빠다.

엄마! 장모님! 곧 할머니가 될 거예요!

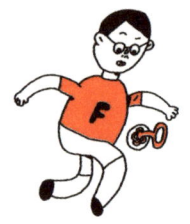

결론부터 이야기하자면, 임신 사실을 알고 잠시 동안은 부부만 그 순간을 공유할 것을 추천한다. 우리 둘이 아닌 또 하나의 생명, 사랑이 만들어낸 생명이 이 세상 빛을 보기 위해 힘찬 준비를 하고 있다는 사실을 지구상 수억 명의 인구 중 단둘만이 알고 있는 순간을 즐기는 것도 좋다. 그리 길지 않은 순간이 될 테니 일주일 정도는 둘만의 행복감을 느껴보자. 이 세상에는 비밀이다.

기분 탓도 있지만 섣불리 임신 사실을 알리지 않는 이유는 또 하나 있다. 물론 기쁨은 가족과 함께 나누어 금세 두 배로 만들 수 있지만 혹시 모를 일을 위해서다. 임신 초기에는 유산의 위험성 역시 높다. 본가와 처가에 당장이라도 알리고 싶은 마음이 있겠지만 그 전에 먼저 아내의 의사를 묻는 것이 중요하다. 혹시 부모님이나 집안에서 '3대 독자' 등의 이유로 아내에게 임신을 재촉했다면 더욱 조심해야 한다. 섣불리 알렸다가 초기에 유산이 될 경우 아내의 심적, 육체적 스트레스만 가중될 것이다. 양가 부모님의 스트레스 역시 클 수 있다.

더불어 의도와 달리 비난의 화살이 아내에게 갈 수도 있다. 아직 한국 사회는 가부장적이고, 보수적인 성향이 강해 유산이 아내의 잘못이 아닌 경우에도 누군가는 아내를 탓할 수 있다. 혹시 '우리 부모님은 절대 그런 분이 아니야. 오히려 아내를 위해주실 분이야'라는 생각을 하고 있다면 지금 당장 버려라. 나의 부모님은 천사지만, 내 아내의 시부모님은 천사가 아닐 수도 있다. 무조건 아내의 의사를 묻고 따르자.

임신을 확인하고 1~2주가 지나 어느 정도 안정이 된 시기라면 양가 부모님께 알리자. 굳이 순서를 정하자면 가장 먼저 알릴 사람은 아내의 엄마, 장모님이다. 남자는 절대 이해할 수 없겠지만, '딸'이

'엄마'가 된다는 것만큼이나 가슴 벅찬 일은 없다. 가까운 곳에 거주하는 장모님이라면 당장 달려오실 것이다. 아마도 오래전 이야기겠지만, 장모님이 내 아내, 딸을 낳았던 시기를 그려보며 임신 초기 많은 조언을 해주실 것이다. 남편이 아내와 함께 산부인과에 자주 가지 못할 수 있는데, 장모님이 함께하면 아내에게도 많은 심적 안정이 될 수 있다. 더불어 실제로 임신, 출산, 육아에 이르기까지 장모님은 좋은 길잡이가 될 것이다.

다음은 나의 엄마다. 아들의 아내가 임신을 했지만 내 아들이 '아빠'가 된다는 것 역시 가슴 벅찬 소식이다. 장모님이 가까이 거주하지 않아 딸을 자주 돌봐줄 수 없다면 임신 기간 동안 아내의 시어머니인 나의 어머니에게 의지하는 것도 좋다. 임신 소식을 알리는 데 있어서 장인어른과 아버지는 순위에서 조금 밀려도 괜찮다. 어차피 '할머니'들께 알리면 자동으로 '할아버지'들에게도 전해질 것이다.

할머니, 할아버지가 되길 기다리신 부모님이라면 극적인 알림이 좋다. 직접 얼굴을 보고 알려드리는 것도 좋지만, 여의치 않다면 전화를 이용하자. '딸'의 얼굴을 보고 싶을 수 있으니 영상통화를 활용하는 것도 좋다. 임신을 알릴 시기에 가족이 모일 기회가 있다면 더욱 좋다. 함께 모여 축하의 촛불을 끌 수도 있다. 기쁜 일은 함께 나누면 배가 된다. 특히 양가 부모님 중 누군가의 생신이 있다면 금상첨화다. 평소 생신마다 선물에 대한 고민을 했다면 이번에는 빈손도 좋다. "장모님, 생신 선물은 따로 준비하지 못했습니다. 대신 할머니가 되실 것 같네요", "아버지, 이번에는 생신 선물로 손주를 준비했습니다"라는 말은 결코 값어치를 따질 수 없는 최고의 선물이다. 부모님이 공중부양 하는 모습을 목격할 수도 있다.

혹시 아내가 명절에 대한 두려움을 갖고 있다면 명절을 조금 앞두고 이야기를 하는 것도 좋은 방법이다. 모든 주부가 두려워하는 명절이지만 "홀몸도 아닌데 가만히 있어라"는 말과 함께 손에 물 한 방울

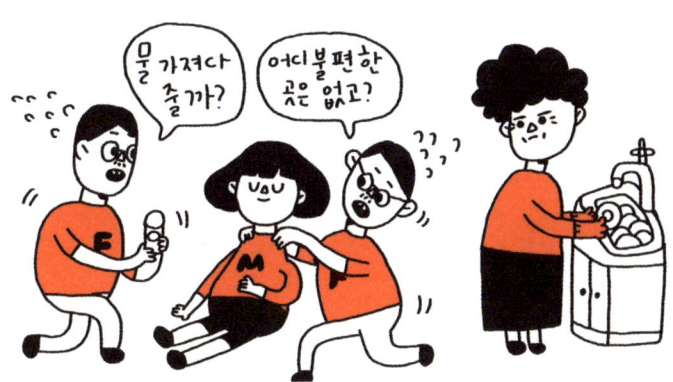

묻지 않고, 왕비가 되어 명절을 보낼 '슈퍼 패스'가 손에 잡힐 수도 있다. 아내의 손에 안긴 '슈퍼 패스'는 나에게도 감사한 선물이다. 홀몸이 아닌 아내를 돌봐야 하기에 이번 명절은 나도 패스다.

   아내의 컨디션이 괜찮다면 함께 장을 보거나, 가까운 영화관 등에서 둘만의 시간을 보내는 것을 추천한다. 아기가 태어나면 둘만의 시간은 당분간 없다. 아차! 가족을 제외한 주변에는 조금 더 늦게 알려도 좋다.

· 예비 아빠를 위한 생존 Tip! ·

피곤하지만
가끔은 '정치'도 필요해!

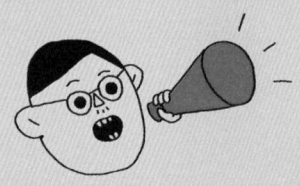

기쁜 일은 나누면 배로 늘고, 슬픔은 반으로 준다. 임신이라는 기쁜 일을 나누는 데 순번을 정하고, 복잡한 계산을 하는 것이 피곤하고 또 번거롭게 느껴질 수도 있다. '아내가 알아서 알리겠지'라고 생각한다면 해줄 말은 '이 책을 더 이상 읽지 않고 덮어도 좋다' 정도가 되겠다. 상황을 보고 계산을 하는 것이 정답은 아니다. 하지만 어쩌면, 내가 살고 있는 주변은 내가 알고 있던 것과 다를 수도 있다. 사람의 마음속은 모르는 일이다. 천사같이 보이던 이들도 속을 쉽게 보여주지 않는다.

아내를 위해, 가정을 위해 굳이 각종 상황을 살펴보고 시나리오를 짜는 일종의 '정치'를 하는 수고로움을 권해본다. 종합편성채널에서 인기를 끌고 있는 TV 프로그램 '웰컴 투 시월드'를 보면 천사의 탈을 쓰고 있는 것 같던 아리따운 연기자들이 각자 '며느리', '시어머니'라는 탈을 쓰면 전혀 다른 사람으로 바뀌고, 또 의외의 면을 보여준다. 그리고 그들 사이에는 언제나 갈등이 존재한다는 사실을 알 수 있다. 갈등은 대단한 원인을 가지지 않는다. 대부분의 갈등은 각 구성원들이 각자의 상황만을 먼저 생각하거나 고집해서 생기는 작은 서운함에서 시작된다.

기쁨의 순간 역시 이면에는 서운함이 얼마든지 존재할 수 있다. 서운함은 갈등의 잠재적인 단초다. 미안하지만 당신의 엄마가 원인의 지분을 상당 부분 가지고 있을 가능성이 다소 높다. 그 다음은 아내다. 그리고 결과적으로 가장 원초적인 단초는 바로 당신이다. 지금까지 당신은 혹시 방관적 태도를 보이지 않았는가? 후회가 늦을수록 사태는 걷잡을 수 없이 커진다. 당신 엄마의 내적 상태는 '나도 다 해봤다. 누구는 임신을 안 해봤나?'에서 시작한다. 하지만 시간이 지날수록, '아들놈 키워봤자 아무 소용없다. 역시 아들은 손해다'의 마음을 거쳐

'내 착한 아들, 장가를 가기 전에는 엄마를 먼저 생각했는데, 며느리한테 얼마나 구박을 받고 살면 저리 되었을까'로 변할 가능성이 높다. 공통점은 모두 화살이 '며느리'인 당신의 아내에게 향한다는 사실이다. 더 늦기 전에 당신이 나서서 정치를 해야 한다. 아내의 스트레스는 결국 당신에게 돌아온다.

정치를 나쁘게만 생각할 필요는 없다. 당신이 완충의 역할을 잘 한다면 오히려 모두의 분위기가 좋아질 수 있다. 아내에게도 사랑받고, 엄마에게도 사랑받자. 긍정적인 의미에서 갈등을 조절하는 윤활유 혹은 완충지대 역할을 이번 기회에 해보자. 모두가 서운함 없이 100% 기쁨만 누리는 상황을 극대화할 수 있도록 적극적으로 '정치'를 하자. 일종의 '예방 정비' 과정으로 생각하는 것도 좋다. 임신이라는 기쁨의 상황이기에 위험도 적다. 당신은 번거롭고 간혹 속이 썩어 들어가도, 모두가 웃으면 결국 당신도 웃을 것이다.

'딸 바보' 안 돼요!
'마누라 바보' 좋아요!

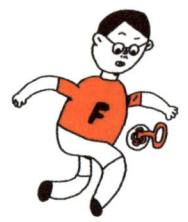

사람이 살아가면서 몸 안에 다른 생명을 품을 기회는 결코 많지 않다. 인류의 절반인 남자들이라면 더욱 그렇다. 60~70년대라면 십이지장충, 촌충 등 기생충을 품은 사람들이 종종 있긴 했다. 남편의 입장에서 가장 기대되고 걱정되는 것은 아내의 몸속에 있는 태아의 안녕이다. 하지만 그보다 앞서 지켜줘야 할 것은 바로 아내다. 앞으로 10개월 동안 분신을 잘 지켜내고, 몸 안에서 길러내야 할 존재다. 먼 이야기지만, 자식은 언젠가 품을 떠나지만 평생 내 곁을 떠나지 않고 늙고 병들어도 곁을 지켜줄 존재는 바로 아내다.

아기의 존재를 알고 난 후 부부는 자연스럽게 성별에 대한 대화를 나누게 된다. 부부 혹은 개인의 사정에 따라 원하는 성별이 있을 수 있고, 이를 표출할 수도 있다. 하지만 성별에 대한 강한 집착을 버려야 가정의 평화에 보탬이 된다. '딸 바보'라는 타이틀로 살아가는 선배 아빠들의 모습을 상상해봐도 아름답고, 아들과 함께 목욕탕에 가서 서로 등을 밀어주는 모습 역시 기분 좋은 상상의 한 장면이다.

하지만 성별에 대한 집착은 향후 아내에게 죄책감 혹은 패배감으로 작용할 수도 있다. 더불어 가정불화의 원인이 되기도 한다. 특히 집안 어른들에게 성별에 대한(특히 첫 아이는 반드시 아들이어야 한다는) 고집이 있다면 미리 인지하는 것이 좋다. 상황이 어떻든 남편은 평생을 함께할 아내의 든든한 방패가 되어주어야 한다.

성별의 결정은 하늘의 뜻이다. 하지만 생물학적으로 추적을 하자면, 성별에 대한 원인 제공은 엄밀히 남편의 몫이다. 남자의 정자에 있는 X 혹은 Y염색체가 성별에 대한 열쇠를 쥐고 있다. 아내의 난자와 만나는 정자가 X염색체를 띠고 있다면 딸, Y염색체를 띠고 있다면 아들이다. 하지만 사정의 순간에 X염색체나 Y염색체를 가진 정자들을 구분해 사정할 수 있는 남자 혹은 염색체를 구분해 받아들일 수 있는 난자를 가진 여자는 이 땅에 존재하지 않는다. 아마도 고등학교 생물 시간에 졸지 않았다면 한 번쯤 들었을 이야기다.

물론 이러한 내용은 성별에 대한 고집 혹은 집착이 확고한 집안 어른들께는 전혀 씨알이 먹히지 않는다. 심한 경우에는 첫 아이로 방금 딸을 출산한 산모에게 시부모님이 "고생했다. 축하한다"는 말보다 "어서 몸 추스르고 둘째는 아들 낳아야지"라는 말을 먼저 하는 경우도 있다. 더 심한 경우에는 아들을 낳았다면 한 걸음에 달려왔을 시부모님이 딸을 낳았다고 쉬이 며느리를 보러 오지 않는 경우도 있다. 평생 이러한 사고방식을 가진 어른들이라면 괜히 부딪히는 것보다 돌아가는 것이 좋다. 물론 남편은 방패 역할을 해야 한다. 즉각 부모님께 "왜 그런 말씀을 하세요"라고 직접적인 반박을 하는 경우도 종종 있는데, 이럴 경우 결국 피해는 아내가 입는다.

시부모님의 말에 아내는 이미 상처를 받았다. 현실적으로 남편이 할 수 있는 것은 아내에게 보내는 심적 위로와 아내의 시부모님인 내 부모님께 보내는 단호하지만 결코 날이 서지 않은 의사표현이다. "다음에 아들을 낳으면 되죠"라는 말 역시 추천하지 않는다. 방금 출산을 마친 임산부 대부분은 고통스러운 출산 과정으로 인해 '다시는 애를 낳지 않겠다'는 생각이 많을 때다. "딸이라도 잘 키우면 되죠", "일단 첫째부터 잘 키우고 생각할게요", "출산을 하는 여자가 이렇게 힘든지 몰랐어요. 담엔 겁나서 낳기나 하겠어요" 등의 말을 적절한 표정 연기와 함께 부모님께 하자. 며느리의 출산보다 아들의 안녕을 더 걱정할 부모님을 위해 "지금 제 돈벌이로는 둘째 힘들어요. 무리예요"라는 말도 좋다. 아들의 허리가 휠 생각에 둘째는 무리라고 수긍하는 부모님의 모습을 볼 수 있을 것이다.

남자의 돈 걱정, 천천히 하지만 정확히 공유하자

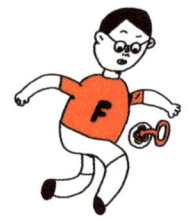

새 생명을 얻었다는 기쁨을 누리고 조금씩 다가오는 것은 금전적인 부분이다. 선배 아빠들에게 물어보니 "출산하고 이것저것 하다 보면 1,000만 원은 금방 나가지"라는 답변이 돌아온다. '지난 몇 년간 월급 빼고 모든 것이 올랐다'는 우스갯소리도 있다. 전세 만료일이 돌아오면 집 주인은 몇천만 원은 올려달라고 할 것이고, 갚아야 할 대출금은 아직 한창이고, 각종 보험금에 공과금까지 생각하면 매달 월급은 잠시 통장을 스쳐 지날 뿐인데, 엄청난 출산 부대비용에 대한 걱정이 든다.

조금 시간이 흐르고 입덧이 가라앉을 때 즈음이면 먹고 싶은 것들이 생긴다. 신혼여행 때 먹었던, 치즈가 살짝 구워져 더욱 쫄깃했던 피자 등 도저히 당장 구할 수 없는 음식들을 주문할 때도 있지만 잠시 스쳐가는 일이다. 홀몸이 아니기에 이왕이면 몸에 좋고 건강한 음식을 먹이고 싶은 것은 지구상 남편들이 공통적으로 가진 생각일 것이다. 안타깝게도 몸에 좋고 건강한 음식, 풍미까지 좋은 음식이라면 대부분 가격은 비싸다. "자기야~ 뱃속 아가가 한우 꽃등심 먹고 싶다고 하네"라는 말에 "비싸니까 칠레산 돼지갈비 먹자. FTA 체결로 수입원가가 많이 싸졌어"는 말로 답할 수는 없는 노릇이다. 카드 영수증이 조금씩 쌓이기 시작한다.

여기서 끝이 아니다. 임신 사실을 알고 나서 얼마 후면 아내는 각종 인터넷 블로그와 카페 등을 돌아다니며 산부인과는 어디에 있는 게 좋고, 산후조리원은 어디가 좋다는 등의 각종 정보를 수집한다. 좋아 보이는 곳들은 모두 하나같이 비싼 곳이다. 당연한 시장경제의 원리에 사람들의 과시욕이 인터넷이라는 날개를 달아 아내의 마음을 설레게 하고, 나를 압박한다. 최근에는 임신과 출산, 육아에 필요한 각종 용품들의 명품화가 이어지며 가장인 남편의 어깨를 짓누른다. 100만 원짜리 유모차는 '명품' 대열에 끼지도 못한다. 200~300만 원을 훌쩍 넘기는 유모차도 많다. 이것저것 하나같이 지출로 이어질 일들뿐이다. 출산을 앞둔 아빠들을 만나보면 "인터넷 카페와 블로그들을 폭파하고 싶다"는 말을 하는 이들을 심심찮게 접한다. 카페에 올라오는 과시의 성향이 짙은 정보를 보면 욕심이 생기고, 결국 다시 지출 걱정을 하지 않을 수 없다.

결혼과 임신 그리고 출산, 육아에 이르기까지 여성은 많은 변화를 겪는데, 그중 하나가 과시욕이 표출되는 경로다. 아내가 처녀 시절 옷, 핸드백, 구두 등을 구입하며 자신을 뽐내는 데 투자했다면, 출산

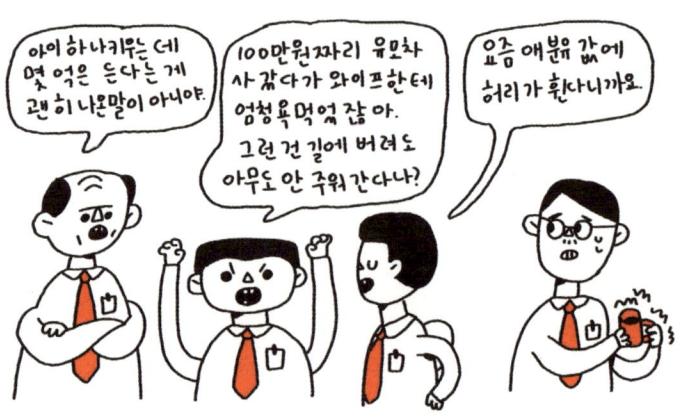

후에는 아이의 유모차, 옷 등에 투자해 '분신'을 통한 뽐내기에 나선다. 먼 이야기지만 언젠가 치를 돌잔치부터 유치원 입학식까지 남의 눈을 의식하는 과시욕은 계속 이어진다. 형편이 좋으면 좋은 대로, 나쁘면 나쁜 대로다.

어쨌거나 결론은 하나다. 남편은 열심히 돈을 벌어와야 한다. "자기야, 우리는 유난 떨지 않고, 그냥 소박하게 키우자"라고 다짐해도 막상 상황이 닥치면 욕심은 커진다. '소박'의 기준은 사람마다 너무 다르다. 물론 모든 아내들이 그런 것은 아니다. 남편 역시 인간이기에 과시욕을 가지고 있는 경우도 있다. 유명 카레이싱 용품 제조업체에서 출시한 카시트, 레알 마드리드의 홈구장에 납품하는 회사에서 만든 카시트를 보면 남편의 마음도 설렌다. 하지만 정확히 현실을 인지하고 적당히 타협하며 조절해야 한다.

이에 따른 남편의 현실적인 돈 걱정은 잠시 접어두자. 일단 내색하지 않는 것이 좋다. 처음 겪는 임신으로 만감이 교차할 아내, 앞으로 좋은 생각만 해야 하는 아내를 위해 임신 초기에는 돈 걱정을 공유하지 말자. 남자에 비해 감성적인 여성이기에 나보다 더 많은 걱정을 할 수도 있다. 최대한 편안하게 몸과 마음을 다스리라고 배려하자.

물론 숨겨서 될 일은 아니다. 꼭 임신과 출산이 아니더라도 가정 경제에 대한 공유는 이뤄져야 한다. 꽁꽁 숨기고 아내에게 싫은 소리를 하지 못해 "걱정하지 마. 나중에 벌면 되지"라는 말만 남기고 '아내 모르는 빚'을 만들지 말자. 아내 역시 현실을 정확히 인식하고 이성적으로 대처할 수 있는 평정심을 갖춘 인간이다. 혹시 아니라면, 이제는 한 아이의 엄마가 될 수도 있기에 평정심을 갖도록 함께 도와야 한다. 아내가 괜한 걱정을 하게 하는 것은 좋지 않지만 현실을 공유하고 함께 어려움을 헤쳐 나갈 필요는 있다. 기쁨은 나누면 두 배가 되고, 걱정은 나누면 반이 된다. 조금 천천히 하지만 정확히 아내와 함께 고민하자.

· 예비 아빠를 위한 생존 Tip! ·
(예)비자금을 준비하라, 걸리지 않으면 죄가 아니다

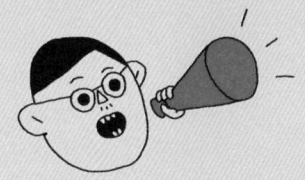

보편적인 직장인, 평범한 월급을 받는 이라면 아이가 태어난 후 얼마 지나지 않아 옅은 자괴감에 빠진다. 매월 말일 들어오는 월급이 눈 깜짝할 사이에 통장을 스쳐 지나가는 마법을 경험한다. 물론 결혼 전에도, 임신과 출산 전에도 개인의 소비 패턴에 따라 월급에 대한 아쉬움을 느꼈을 수도 있지만, 이제는 아니다. 임신 단계라면, 아직은 먼 미래로 느껴질 수도 있다. 하지만 출산이 이뤄진 후에는 생각했던 것보다 많은 부담이 될 수밖에 없다.

'월급을 더 주는 직장으로 옮겨야 하나', '댓글 알바라도 시작해야 하나' 혹은 '역시 로또밖에 답이 없다'는 생각은 약과다. '내가 이렇게 무능력했나'라는 생각이 들면 대책이 없다. 모든 것을 아내와 공유해야 하지만 남자는 사회적 동물이다. 여성도 사회생활을 하지만 분명 남자의 세계는 다르다. 출산 전에 비해 친구 혹은 동료들과 갖는 사교의 장은 줄겠지만 그래도 돈은 필요하다. 물론 최대한 집 밖에서 쓰는 돈을 줄여 가사에 도움이 되어야 하는 것은 옳은 일이다. 하지만 남자가 사회생활을 하며 최소한의 '품위 유지' 혹은 '자존심 유지'를 위해 써야 할 돈은 미리 준비하고 계산하는 것이 좋다. 안타까운 것은 아내는 쉽게 이해를 하지 못할 수도 있다는 사실이다.

'골든벨'은 울리지 않더라도 가끔 동료들과 맥주라도 한 잔 걸치면 기분 좋게 계산대로 향해 "오늘은 내가 쏜다"를 외치고 싶다. 아니면 소박하게 점심 식사 후 가끔 커피라도 사야 한다. 돈을 아끼겠다며 친구와 동료들 사이에서 매일 얻어먹기만 하면 남자의 자존심은 사정없이 구겨진다. 그러다 보면 괜히 모임을 기피하게 되고, 또 위축된다. 심할 때에는 우울증에 빠질 수도 있다. 이해를 하는 아내도 있지만 "그깟 자존심이 그렇게 중요하냐? 나도 애를 보느라 우울하다"고 사자후를 내뿜는 이들도 분명 존재한다. 아내와 몇 년을 살았다면, 연애를 했다면, 아내를 잘 알고 있는 만큼, 상황에 맞게 대처해야 한다. 아내가 물론 '쿨'하게 남편의 기를 살려줄 수도 있지만 언제나 남자에게는 부족하다.

임신 기간부터 비자금을 모으길 권한다. 아내가 이해하지 못한다면 스스로 살 길을 찾아야 한다. 하루에 천 원씩, 혹은 만 원씩, 때마다 상황에 맞게 준비를 하면 뜻하지 않은 '저축'의 즐거움도 얻을 것이다. 나만을 위한 비자금이지만, 가정에 무슨 일이 닥치거나, 급히 돈이 필요할 때 아내에게 내놓을 수도 있다. 물론 아내에게는 비밀로 하는 것이 원칙이다. 아무리 등잔 밑이 어둡다고 해도 아내의 손이 닿는 집 안에 보관하는 것은 자살 행위다. 등잔 밑은 어둡지만 제일 가깝다. 회사 책상 위에 돼지 저금통을 마련하거나 서랍 속에 작은 돈 봉투를 넣어두는 것도 좋다.

물론 그렇게 했는데도 걸리면 어쩔 수 없다. 비자금에 딱 한 글자만 붙여서 흔쾌히 아내에게 위탁하는 수밖에. '비자금'이 아니라 가정을 위한 '예비자금'이었다고 하자. 눈물이 나지만 일단 살고 보자. 가정의 평화를 지키고 보자. 아, 주식 등 금융 상품에 투자를 하는 것은 추천하지 않는다. 불쌍한 남편을 위한 복지 자금이지, 도박 자금이 아니다.

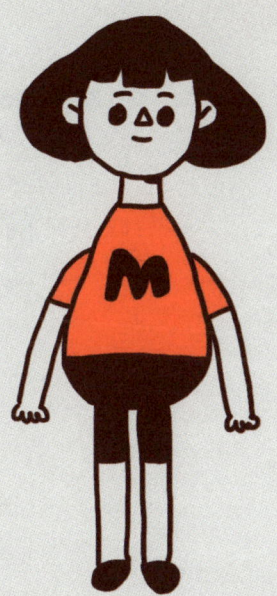

2장
전반전 4~12주

천사 같던 아내가 히드라로 변했다

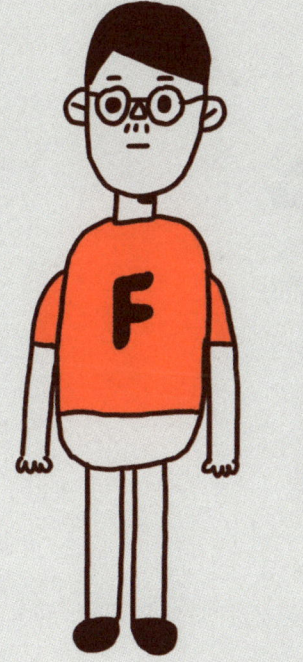

! 임신으로 인해 아내의 생리 신경질이 사라질 것이라는 생각은 헛된 기대다. 새로운 생명을 품은 아내는 더욱 날카로워진다. 여기에 뱃속 아기에 대한 보호 본능까지 더해져 '생리 경계경보'는 '임신 공습경보'로 격상된다.

임신에 대처하는
유능한 아빠양성

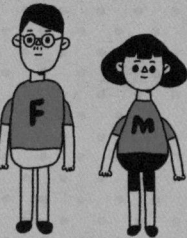

남자도 알아야 할 아기의 성장

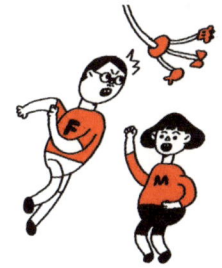

　임신한 아내는 출산 자판기가 아니다. 10개월 동안 부부의 결실을 품는 동안 인생 최대의 변화를 겪는 이 세상의 중심이 되어야 할 인물이다. 10개월 후 뚝-딱 하고 내 분신이 나오는 경우는 없다. 남편 역시 아내와 아기의 상황을 잘 알아야 각종 평시 및 전시 상황에 대비할 수 있다.

　남편의 몸속에서 '올챙이'에 불과했던 정자는 아내의 몸속에서 정자와 만나 생명으로 발전한다. 착상을 확인하는 3주 안팎의 시기의 아이는 2~3밀리미터에 불과하다. 한없이 작고 약하기에 남편은 아내를 하늘처럼 떠받들어 모셔야 한다. 이 시기는 아주 기초적인 생명의 시작이 이뤄지는 중요한 시기다. 무수한 세포 분열과 결합이 이뤄지며 엄마와 아빠의 유전자들은 마법을 부린다.

건물을 지을 때에도 기초 공사가 잘 되어야 뼈대가 튼튼한 건물이 완성되듯 새 생명 역시 마찬가지다. 3주 이전의 아내는 임신으로 인한 확실한 변화나 반응을 인지하지 못한다. 때문에 임신을 인지하지 못하는 경우도 많다. 보통 3주 안팎의 시기에 병원을 찾아 임신을 확정한다. 자칫 임신을 인지하는 시기가 늦어 방심하기 쉽지만, 각종 세포들이 하나의 인간이라는 개체로 발전하기 위한 준비를 하는 중요한 시기다. 먼저 임신을 경험한 이들이 하나같이 '조심, 또 조심'을 강조하는 이유다. 이 시기에 유산을 하는 경우도 많다.

임신 4주 안팎의 아이는 하나의 점에 불과하다. '태아'가 아닌 '배아'의 단계다. 아직 세포에 불과하다는 이야기다. 하지만 5~6주를 지나며 심장이 뛰기 시작하고 뇌가 형성된다. 초음파를 통해 심장이 뛰는 소리를 들을 수 있다. 7주에는 팔다리로 보이는 점들이 조금씩 자라났음을 확인할 수 있다. 초음파를 통해 보면 동그란 몸통 위에 다소 큰 머리가 하나 있고, 네 개의 점이 위아래로 두 개씩 달려 있다. 팔과 다리다. 마치 거북이를 연상시키는 모습이다.

8주 안팎에는 폐와 심장 등 내부 기관들이 본격적으로 성장을 한다. 심장은 예전보다 훨씬 힘차게 뛸 것이다. 초음파를 자세히 들여다보면 눈, 코, 귀 등의 윤곽이 보일 것이다. 더불어 서서히 팔과 다리가 늘어나고 있음을 확인할 수 있다. 더 이상 네 개의 점이 아니다. 10주가 지나면 더 이상 세포가 아닌 하나의 개체로 인정해도 좋다. 태아라는 단어가 어울리는 시기다.

12주 안팎에는 손발이 분리된다. 마치 개구리의 물갈퀴 같았던 손과 발이 서서히 '사람의 것'으로 형상을 갖추기 위해 끊임없이 변화하는 모습을 보여준다. 이르면 산부인과에서 손과 발이 왼쪽, 오른쪽 각각 5개씩 잘 형성되었는지 확인할 수 있다. 무엇보다 이 시기에는 태아의 미세한 움직임을 확인할 수 있다. 예를 들자면 손발이 움직이거나, 몸통이 튕겨지는 움직임을 확인하는 감동을 누릴 수도 있다. 임신 초기의 끝자락이라고 할 수 있는 12주 태아의 크기는 약 6~10cm 정도이며, 무게는 25~40g 안팎이다.

태아의 성장도 중요하지만 정작 중요한 것은 산모인 아내의 안녕이다. 생애 처음 겪는 변화에 아내는 내색하지 않아도 많이 당황하고 겁이 난다. 온종일 졸리고, 팔다리도 저리다. 평소보다 화장실에 가는 횟수도 많아져 불편하다. 함께 외출해 아내가 자주 화장실을 찾는다고 타박하지 말자. "이제 처녀 적 몸매는 사라지느냐"라며 우울해하는 아내도 있고, 얼굴에 기미와 주근깨가 샘솟는 아내도 많다. 배꼽 아래 일자로 털이 나는 속칭 '배레나룻'이 아내에게도 생길 것이다. 신체의 변화에 우울한 아내를 남편이 잘 위로해야 한다.

또 하나, 임신 초기에는 배가 많이 나오지 않아 부부는 물론 평소 만나는 이들 역시 임산부라는 인식을 잊을 때가 있다. 조심하고, 경계해야 할 것도 같이 잊는다. 아내가 임산부로서 당연히 누려야 할 권리나 배려를 먼저 챙기는 것이 만점 남편, 아빠의 책무다.

아내가
히드라로 변했다

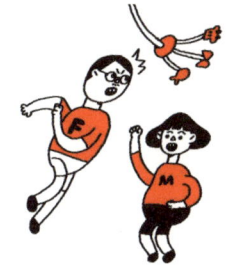

　임신 초기에 해당하는 12주까지는 아내의 외형적 변화가 거의 없다. 3주 안팎에 임신을 확인한 후 가장 눈에 띄는 증상은 바로 아내의 '입덧'이다. 빠르면 5~6주를 전후해 입덧을 시작하는데 입덧을 하는 아내뿐만 아니라 곁에서 지켜볼 뿐, 도와줄 수 있는 것이 많지 않은 남편 역시 고통스럽다. 하루에도 수차례 화장실에서 구토를 반복하는 아내를 보면 '내가 입덧을 했으면 좋겠다'는 생각을 하는 남편들이 많을 것이다. 의학적으로 입덧을 대신 할 수 있는 방법은 없다.

입덧은 직접적으로 아내가 구토를 하는 행위 혹은 구역질을 느끼는 증상을 뜻한다. 간혹 전체 임산부 중 15~30% 안팎이 입덧을 거의 하지 않는다고 하지만 로또나 다름없으니 헛된 기대감은 버리자.

입덧의 원인 혹은 치료의 방법은 명확하게 밝혀지지 않았다. 입덧을 없앨 수 있는 방법을 찾는다면 노벨 의학상 혹은 평화상을 받을지도 모른다. 중요한 것은 입덧이 질병이 아닌 '증상'이라는 것이다. 일부 산부인과 의사들의 말을 빌리면 입덧은 태아의 체질과 산모의 체질이 각기 다른 것이 원인이라고 한다. 또 다른 일부 의사들은 각종 호르몬의 변화가 산모의 위장에 영향을 준다고 한다. 절대적인 해결 방법은 역시 없다. 시간이 약이다. 심하게는 임신 기간 내내 입덧을 하는 산모도 있으니 마음을 단단히 먹어야 한다.

입덧을 하는 아내를 위해 할 수 있는 것은 '100% 맞춰주는 것'이다. 이르면 5~6주에 시작한 입덧은 늦게는 18~20주까지 이어진다. 입덧은 하루 중 어느 때라도 나타나지만 주로 아침 시간에 심하게 나타난다. 잠을 자는 동안 공복이 이어지기 때문이다. 잠자리에 들기 전 침대 옆 탁자에 물 한 컵과 크래커 혹은 파이 한 조각 등을 놓아두자. 아침에 일어나 본격적으로 몸을 움직이기 전에 공복을 채워준

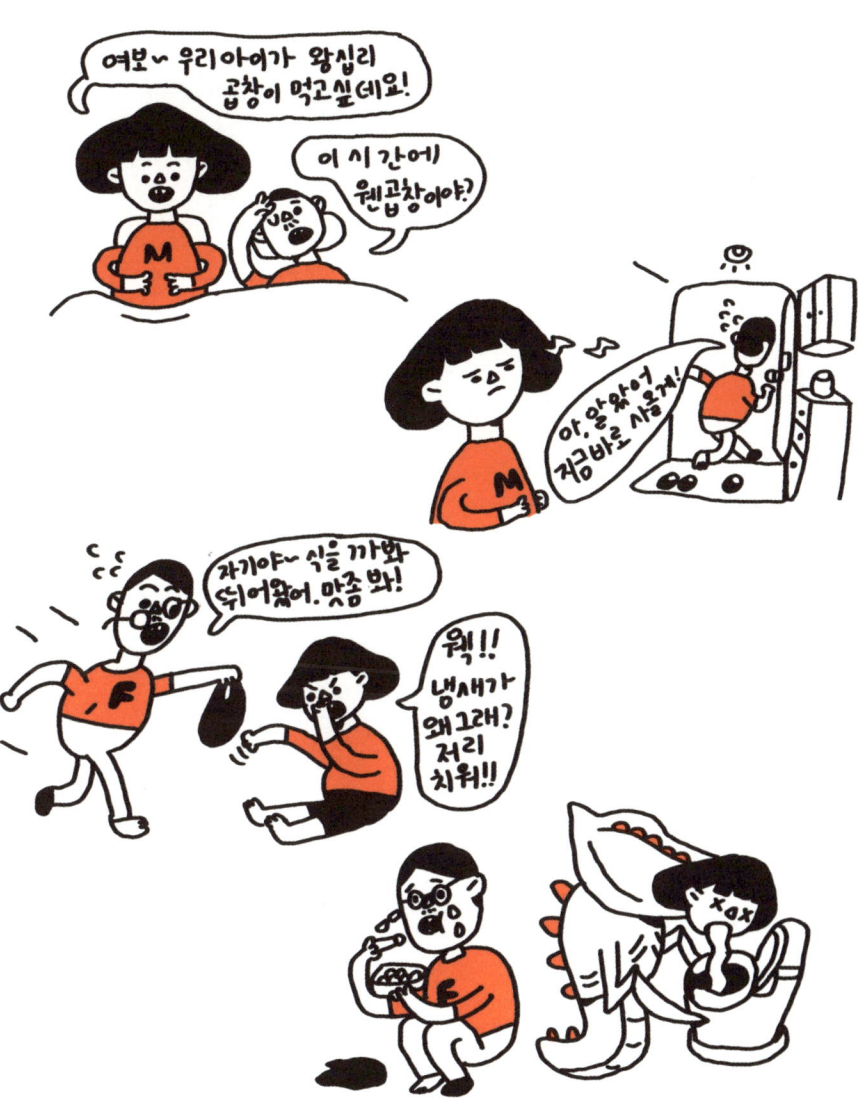

다면 최악의 아침은 피할 수 있다. 더불어 일과 시간에는 아내가 조금씩 자주 먹을 수 있도록 배려하고 유도하자. 가끔이라도 포만감이 느껴질 만큼의 식사는 피해야 한다. 포만감은 구토의 지름길이다.

제때에 아내가 '먹고 싶다'고 하는 음식들을 공급하는 것이 아내의 입덧과 그에 따른 고통을 줄이기 위해 남편이 할 수 있는 일이다. 수십 킬로미터 밖으로 나가 음식을 구해왔더니 "냄새가 왜 그래? 저리 치워"라고 하는 아내라도 이해하고 웃으며 "내가 먹지, 뭐"라고 넘어가야 한다. 임신 중의 아내는 언제라도 신경질을 낼 수 있는 존재임을 잊지 말자.

입덧이 심할 경우에는 음식을 먹어도 구토를 통해 모두 뱉어내는 일이 반복된다. 다행인 것은 아내 뱃속의 아기는 괜찮다는 사실이다. 태아는 자신에게 필요한 영양분을 모두 엄마에게서 가져간다. 문득 '불효자식'이라는 단어가 떠오르기도 하고, 아내 뱃속의 아이가 원망스러울 때도 있지만 생존을 위한 일이다. 정작 걱정해야 할 것은 아내다. 제대로 먹지도 못하는데, 영양분은 아기에게 모두 빼앗기는 아내를 불쌍히 여겨야 한다.

가장 우려되는 것은 구토의 반복으로 인한 탈수와 체력 저하다. 심하면 물 한 모금으로도 입덧을 하는 경우가 있는데, 이때 탈수를 경계해야 한다. 이온음료를 마시는 것도 좋지만, 구토만 반복할 경우에는 산부인과 의사와 상의해야 한다. 아내가 어지러움을 호소한다면 더욱 경계해야 한다. 포도당 및 아미노산 수액을 맞고 여기에 비타민 등을 함께 주사해 기초적인 영양분을 공급해야 한다. 특히 심한 구토로 인해 체중이 줄 경우에는 아내는 물론 아기에게도 적신호로 이어질 수 있다.

물론 남편이 매일 아침 혹은 퇴근 후 아내의 체중을 체크할 정도로 닦달하는 것은 좋지 않다. 오히려 산모가 예민해질 수 있다. 항상 조심스럽게 아내의 건강을 함께 체크하고 입덧으로 인해 신경이 곤두선 아내에게 도움이 되는 방법을 찾는 모습을 보여주자. 아내의 건강과 함께 남편인 자신의 건강을 챙기는 것도 잊지 말자. 당신은 한 아이의 아버지, 한 여자의 남편이다.

• 예비 아빠를 위한 생존 Tip! •

생리 경계경보를 해제합니다?
No! 임신 공습경보를 발령합니다!

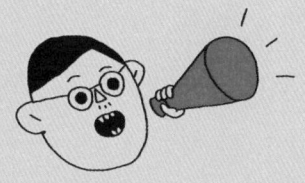

당신이 절대 경험할 수 없는 아내의 전유물. 바로 한 달에 한 번 걸리는 '마법', 생리(혹은 월경)이다. 많은 여성들이 생리를 할 때마다 괴로움을 호소한다. '피가 쏟아지는 느낌'이라고는 하는데, 경험을 해보지 못했으니 설명을 할 길도 없다. 다만 생리를 할 때면 아내의 신경이 매우 날카롭고, 평소에는 그냥 웃으며 넘겼던 일들도 사사건건 시비와 부부싸움으로 이어진다. 심할 때에는 마치 당신의 아내가 세상에서 제일 만만한 싸움의 상대를 찾아 당신에게 시비를 거는 것 같을 것이다. 신혼 초, 혹은 연예 초기에는 '저 여자가 왜 저러나'라는 생각에 분노가 치밀어 즉각 맞대응을 해 '큰 싸움'을 만들겠지만, 어느 정도 경험(?)이 쌓인 남자들은 일단 무조건 사과를 한 후 사태를 지켜본다. 가만히 생각해보면 당신의 아내는 생리 기간이고, 이성적인 판단에 의한 부부싸움을 할 시간은 아니라는 것을 알게 된다. 그리고 일정 기간 동안 생리 경계경보 속에서 살아가다 보면 평화가 찾아온다.

사실 생리는 여자들에게 상당히 소중하지만, 동시에 귀찮은 과정이다. 이 과정이 임신을 통해 잠시 사라진다. 여자에게도 반갑고, 남편인 당신에게도 반가울 수 있다. 아내는 한 달에 한 번씩 더우나 추우나 불편하고 신경을 써야 했던 생리의 과정—직접 경험하지 못하는 남편의 입장에서 보면 생리대를 항상 가지고 다니고, 교체해야 하는 과정—이 잠시 사라지기에 편리하다고 말하기도 한다. 남편의 입장에서는 주기적으로 눈치를 봐야 했던 시기가 사라져 아내의 신경질 역시 사라질 것이라는 예상을 할 수 있다. 적어도 10개월 동안은 평화가 유지될 것 같다.

하지만 헛된 기대다. 새로운 생명을 품은 아내는 더욱 날카로워진다. 임신에 따른 우울증까지 겹친다면 정도는 더욱 심해진다. 평화는커녕 더욱 무서운 폭풍이 몰려올 뿐이다. 여기에 뱃속 아기에 대한 보호 본능까지 더해져 '생리 경계경보'는 '임신 공습경보'로 격상된다. 생리는 주기라도 있지만 임신 중에는 주기가 따로 없다. 매일 조심해야 한다. 슬프지만 그냥 10개월 동안 납작 엎드리는 것밖에 방법이 없다.

반가운 두 줄,
첫 산부인과 진료는 '부부가 함께'

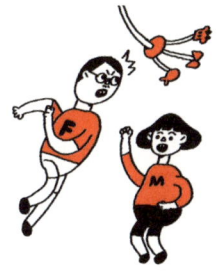

임신이 의심될 때 일반적으로 가장 먼저 확인하는 방법은 임신테스트기다. 최근에는 다양한 회사에서 임신테스트기가 출시되어 있다. 임신의 징후로는 생리를 할 때가 되었는데 소식이 없거나 미열이 나거나 나른함을 느끼거나 졸음이 쏟아지는 것 등이 있다. 이를 인지하면 가까운 약국에서 임신테스트기를 구매해 확인한다. 아내가 혼자 임신테스트기를 이용하는 경우도 있고, 남편과 함께 확인하는 경우도 있다. 임신테스트기는 아내의 소변을 통해 확인한다. 임신이 되면 HCG(Human Chorionic Gonadotropin: 융모성 생식선 자극 호르몬)가 생성되어 소변에서 발견된다. 임신테스트기는 소변에서 이 HCG를 측정하는 것이다. 대개 수정 후 10일 이후부터 측정이 가능하다. 하지만 때로는 농도가 낮아 임신임에도 불구하고 임신이 아니라고 진단이 되기도 한다. 때문에 정확도를 높이기 위해 수정이 이뤄진 것으로 예상되는 날로부터 2주일 정도 후에 검사를 하는 것이 좋다.

임신테스트기에 두 줄이 나타나면 임신이다. 임신테스트기는 90~95%의 정확도를 가지고 있다. 간혹 한 줄이 먼저 나타나고 나중에 두 줄로 변하는 경우도 있으니 천천히 살펴보자.

HCG의 분비가 많이 일어나는 것은 밤 시간이다. 이를 위해 아침 첫 소변을 통해 테스트를 한다면 정확도를 높일 수 있다. 간혹 임신이 아닌 경우에도 임신으로 판명되는 경우가 있는데, 자궁 외 임신 등의 비정상적 임신이 일어나거나 난소에 종양이 있는 경우 HCG가 분비되어 검출되는 경우도 있다. 처음 임신테스트기를 이용했는데 한 줄이 희미하게 나타나면 다른 회사의 임신테스트기를 다시 한 번 활용하는 것도 좋다. 일단 두 줄이 보이면 아내의 몸에 대단한 변화가 있는 것이니 산부인과를 찾아야 한다.

아내에게 "임신인가? 병원에 가봐"라는 말은 좋지 않다. "함께 병

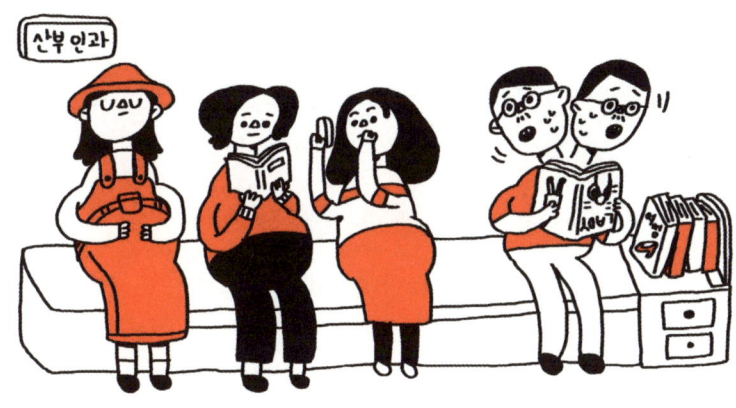

원에 가보자"라는 말이 좋다. 새로운 생명을 확인하는 위대한 일은 부부가 함께해야 한다. 웬만하면 단둘이 병원을 찾아 임신 기간에 산부인과 전문의에게 임신의 정확한 상황과 주의할 점에 대해 듣는 것이 좋다. 혹시 남편이 함께 갈 수 없는 상황이라면 아내 혼자 보내는 것보다 아내의 '엄마'인 장모님이 함께하도록 하는 게 좋다. 부득이한 경우, 혹은 아내가 원할 경우에는 나의 '엄마'인 아내의 시어머니가 함께 갈 수도 있다. 여자로서 말이다. 하지만 시부모님과 함께 산부인과에 가서 다리를 벌리고 있는 모습을 보여주길 편하게 생각하는 며느리는 없을 것이다. 며느리는 결코 딸이 아니기 때문이다.

더불어 병원 선택도 신중해야 한다. 최근에는 출산을 하지 않는 산부인과도 많다. 임신 기간은 물론 출산 전후를 고려해 산부인과를 선택해야 한다.

처음에는 집에서 가장 가까운 산부인과에서 임신 여부를 확인하는 것이 편리하다. 중요한 것은 아내가 남편을 제외한 다른 누군가에게 은밀한 곳을 보여준 적이 없기에 아무리 의사라고 해도 산부인과 진료에 대해 수치심을 느낄 수 있다는 점을 인지하는 것이다. 특히 임신 초기에는 직접 아내의 질 속을 통한 초음파 검사가 이뤄지기에 더욱 그렇다.

물론 대부분의 산부인과 남자 의사 역시 올바르고 정확한 진료를 한다. 하지만 대다수의 여성들이 산부인과 진료를 하는 데 있어 여의사를 선호한다. 간혹 아내에게 "남자 의사면 뭐 어때"라고 하는 남편들도 있다. 비뇨기과 진료를 위해 성기를 내놔야 하는데 여의사에게 진료를 받는다고 상상해보자. 입장 바꿔 생각하면 쉽다.

• 예비 아빠를 위한 생존 Tip! •

주치의와의 신뢰 형성에 적극 참여하세요!

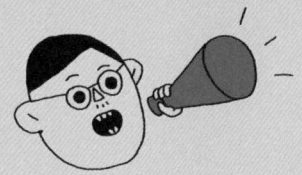

이 책에서 남편인 당신에게 가장 많이 강조하는 것 중 하나가 바로 아내가 가는 산부인과에 최대한 많이 동행하라는 것이다. 그 이유는 많다. 홀몸이 아닌 아내의 교통편의, 출산 전 오롯이 둘만이 보낼 수 있는 시간, 아내의 상태에 대한 인지 및 앞으로의 출산 과정에 대한 남편의 학습 등 여러 가지가 있지만 가장 중요한 것 중 하나는 바로 주치의와의 관계 형성이다.

주치의와의 관계가 단순한 환자와 의사의 관계일 수도 있지만 '신뢰'가 바탕이 된다면, 진료 혹은 출산에 이르기까지 결코 돈으로 살 수 없는 무언가를 얻을 수 있다. 바로 '안정감'이다. 초진을 통해 임신 사실을 확정한 후에는 아내와 의논 끝에 출산 시까지 다니게 될 산부인과를 선택하게 되는데, 최근에는 산부인과뿐만 아니라 구체적인 주치의의 이름까지 지정하는 경우가 많다. 출산을 한 많은 사람들이 겪어본 경험담들이 인터넷에 있어 어느 병원의 어떤 의사가 친절한지, 친절하진 않아도 자세하게 이야기를 해주는지 등을 쉽게 알 수 있다. 자신이 원하는 스타일에 따라 의사를 선택할 수 있는 시대인 것이다.

임신 기간 중 산부인과나 주치의를 변경하지 않는다면 지속적으로 한 명의 의사에게 진료를 받는 것이 좋다. 진료 시간을 잡다 보면 해당 주치의와 스케줄이 맞지 않아 간혹 다른 의사가 진료를 하는 경우도 있는데, 불가피한 상황이 아니라면 일관적으로 주치의가 보는 것이 좋다. 물론 다른 의사 역시 성심 성의껏 진료하고 모든 것을 의료 차트에 기록하겠지만, 연속성이 떨어지는 것은 사실이다.

이 과정에서 남편인 당신이 함께하면 좋은 이유는 주치의와의 '신뢰 형성'에 있어 남편은 몸에 좋은 천연 조미료 같은 존재이기 때문이다. 아내가 생각하지 못했던 것, 남편으로서 궁금했던 것을 직접 물을 수도 있고, 태아의 초음파 영상을 함께 보며 특유의 농담을 통해 부드러운 분위기를 형성할 수도 있다.

대부분의 산모들이 남편과 함께 병원을 찾지 않는다. 남편이 주치의 얼굴을 보는 것은 초기나 말기에 한두 번쯤이 전부다. 때문에 임신 기간 중 아내가 산부인과를 찾는 수많은 기회 중 절반만 함께하더라도 주치의는 당신을, 당신의 아내를 그리고 당신의 아이를 기억할 것이다.

의사는 많게는 하루에도 수십, 수백 명의 환자를 만난다. 때문에 당신이 사랑하는 아내의 상태가 어떤지는 차트의 기록으로 남겨둘 수밖에 없다. 하지만 얼굴까지 제대로 기억하고, 주치의와 '우리'만의 대화를 만든다면, 팔은 안으로 굽는다. 어떤 산부인과 의사들은 자신이 맡은 산모의 출산이 예정보다 빨라지면 당직의사가 있어도 한밤중에 달려오는 경우가 간혹 있다. 아무리 의료 차트에 모든 기록이 있지만, 내 환자는 내가 제일 잘 알고, 끝까지 책임지겠다는 의식과 유대감 때문이다. 당신도 주치의와 '특별한' 관계를 맺을 수 있다.

의사 선생님,
Can you speak Korean?

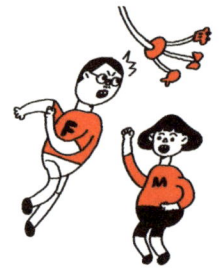

    태어나 산부인과에 갈 일이 많지 않았던 남자의 눈에 산부인과 의사는 마치 외계인처럼 보이기도 한다. '임신'이라는 사실도 믿기지 않지만 의사에 입에서 나오는 각종 용어들과 설명들은 낯설기만 하다. 하지만 건성건성 의사의 말을 들어서는 안 된다. 사랑하는 아내와 나의 '분신'을 위한 일이니 귀 기울여 듣고 적극적으로 관여하자.

    가장 먼저, 가장 확실하게 임신을 확인하는 수단은 '질 초음파'다. 아내의 질 속으로 초음파 기기를 삽입해 임신 여부와 주 수, 태아의 성장을 확인한다. 거부감이 들 수도 있지만 임신 10주까지는 질 초음파를 통해야 정확한 진단이 가능하다.

배 위에 초음파 기기를 대고 검사하는 '복부 초음파'는 거부감이 크지 않은데, 10주까지는 태아의 크기가 아주 작아 진단이 어렵다. 5~6주를 전후해 질 초음파를 통해 '아기집'이 잘 들어섰는지, 자궁이나 난소에 '혹'이 없는지 확인해야 건강한 임신과 출산에 도움이 된다. 6~8주경에는 질 초음파를 통해 태아의 심장이 잘 뛰는지, 주수에 맞게 잘 성장하고 있는지 확인한다.

질 초음파를 통해 '아기집'의 확인이 가능하다. 아기집의 정식 명칭은 '임신낭'인데, 자궁 속에서 10개월 동안 태아가 생존하고 성장할 주머니 혹은 집이라고 생각하면 된다. 초음파상에는 밝은 원형의 테두리에 내부는 검정색으로 보인다. 4~5주 안팎에 확인이 가능하다.

간혹 아기집이 자궁 밖에 자리를 잡을 경우 '자궁 외 임신'이라고 한다. 착상된 수정란이 자궁 안에 정상적으로 자리를 잡지 못하고 나팔관, 난소, 자궁경부 등에 자리를 잡는 경우다. 진료를 통한 발견 외에 출혈이나 복부 통증을 통해 발견되기도 하는데, 유산으로 이어질 수도 있다. 출혈이 클 경우 임산부가 생명을 잃을 수도 있으니 반드

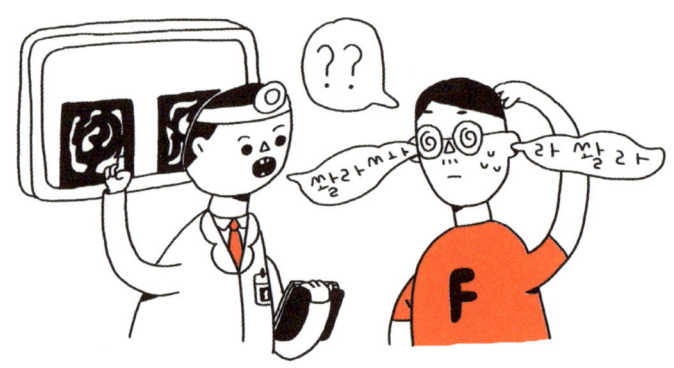

시 전문의를 믿고 상의해야 한다.

자궁에 '자궁근종'이 발견되는 경우도 있는데, 이는 임신과 관계없이 발생한다. 정확한 원인은 밝혀지지 않았는데, 임신 전 산부인과 진료를 받을 일이 많지 않아 발견하지 못했던 것이 발견되기도 한다. 자궁근종은 유산, 조산, 난산 등의 위험성이 있다. 물론 정상적으로 출산을 하는 경우도 있지만 위험성은 여전히 존재한다. 혹시 자궁근종 외 다른 이유로라도 유산이 되어 임신을 다시 시도해야 한다면 아이를 갖기 전에 자궁근종을 치료해야 한다.

자궁이 아닌 난소에 혹이 발견되는 '난소종양'의 사례도 있는데, 임신이 진행되면서 저절로 사라지기도 한다. 하지만 시간이 흘러도 없어지지 않거나 크기가 증가할 경우에는 수술을 고려해야 한다. 크기가 커질 경우에는 아기집이 혹에 밀리는 사례도 종종 발견된다. 임신 중이라도 수술이 가능한데, 14~16주 사이에 주로 시행된다. 종양의 성격이 악성으로 의심되거나 합병증으로 이어질 가능성이 있다는 전문의의 판단이 있을 경우 즉시 수술을 한다.

• 예비 아빠를 위한 생존 Tip! •

남자여, 고개를 들고 당당히 산부인과에 가라

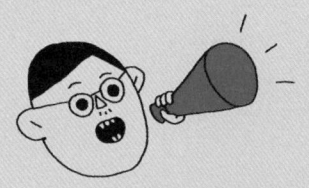

임신한 아내는 비교를 싫어한다. 물론 남과의 비교를 좋아하는 사람은 많지 않다. 아내가 특별히 유별난 것은 아니다. 남편의 입장에서는 조금 억울하다. 아내 친구들 남편과 나는 수도 없이 비교되는데, 아내를 비교하는 것은 금기다. 야속해도 어쩔 수 없다.

병원을 자주 가는 아내와 동행하는 것은 단 한 번일지라도 결코 쉽지 않다. 여자들로 가득한 산부인과 대기실에 앉아 괜히 벽을 쳐다보고, 남들과 눈이라도 마주치면 쑥스럽다. 죄를 지어 산부인과에 간 것은 절대 아니지만 남자에게 산부인과는 결코 쉽지 않은 곳이다.

산부인과는 이상한 곳이 아니다. 남자들이 가서는 안 될 '금남의 집'도 아니다. 세상에 존재하는 수많은 병원 중 하나다. '보호자'로서 고개를 당당히 들라. 산부인과에 어린 여학생이 앉아 있다고 해도 '그 나이에 해서는 안 될 일' 때문에 왔다고 생각하면 큰 착각이다. 치과, 내과, 정형외과와 다를 바가 없다. 모두가 임신과 출산을 위해 가는 것은 아니다. 살다 보면 머리가 아플 때도 있고, 배가 아플 때도 있고, 이가 아플 때도 있다. 여성 역시 나이에 관계없이 생식기가 불편해 산부인과를 찾을 수 있다. 그냥 몸이 좋지 않을 뿐이라고 이해하면 쉽다.

다만 산부인과에는 당신과 달리 임신을 간절히 바라고 있는 사람들도 있다. 좌절의 아픔을 겪은 이들도 있다. 누군가는 한편에서 눈물을 흘리고 있을 수도 있다. 고개를 숙이거나 남의 시선을 피할 필요는 없지만, 과한 감정의 표출은 삼가자. 너무 떠들썩하지 않게 담담히 아내의 곁을 지켜주자.

산모와 아이를 위해
반드시 필요한 초기 검사

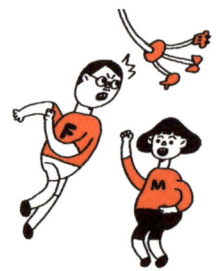

건강한 임신과 출산을 위해 검사는 필수적이다. 산부인과에 가면 의사와 간호사가 각종 검사를 권한다. 특히 초기에는 태아 장기의 80%가 생성되기 때문에 임신 초기 필수 검사들은 매우 중요하다.

산부인과에 가면 가장 기본적으로 산모의 키와 몸무게, 혈압을 체크한다. 더불어 전체적인 건강 상태를 모두 확인하는데, 임신 전후의 식습관, 음주, 흡연, 약물 복용 등을 통해 기본적인 위험성을 파악한다. 예전에 큰 병을 앓거나 수술을 받았는지, 복용 중인 약물이 있는지, 알레르기 여부 등을 확인한다. 더불어 초산 혹은 유산의 여부 역시 확인한다. 몸무게와 혈압은 임신 내내 병원을 방문할 때마다 체크해 산모의 건강 변화를 확인하는 단서로 쓰인다.

혈액 검사 역시 중요하다. 혈액형을 확인한 후 빈혈, 감염항원, 항체를 확인한다. 더불어 매독, 에이즈, 임질 등 성병 여부를 검사한다. 풍진검사도 이뤄지는데, 풍진에 대한 감염 및 면역 여부를 확인한다. 임신 12주 내에 산모가 풍진에 감염되었다면 태아 역시 풍진에 감염될 확률이 높다. 모두 간단한 혈액 체취를 통해 확인한다.

혈액 검사와 함께 시행하는 것은 소변 검사다. 소변을 받아 학창 시절 많이 본 리트머스 시험지와 유사한 종이 막대를 통해 검사한다. 단백질의 함량 등을 통해 다양한 확인이 가능하다. 임신중독증, 당뇨병 등은 물론 소변 중 염증 수치를 통한 비뇨기 감염 여부 확인을 통해 방광염, 신우신염을 확인하거나 예방할 수 있다. 질환이 발견될 경우 약물 치료를 하는 경우도 있는데, 임신 중 복용할 수 있는 약 성분에 제한이 있음을 알아두자. 혹시 산부인과가 아닌 비뇨기과 등에서 진료를 받아 치료를 한다면 반드시 임신 중임을 밝히자. 전문의에게 처방을 받은 후 약국에 가서 조제를 받을 때 다시 한 번 임신 중임을 밝혀 안전하게 약을 섭취하자.

임신과 관계없이 만 30세 이상은 정기적 검사를 권장하는 자궁경부암 검사 역시 임신 초기에 행해진다. 첫 경험의 시기가 빠른 서양에서는 만 30세가 아닌 20대에도 많이 이뤄진다. 질 내, 정확히 자궁경부에서 세포를 채취해 검사한다.

초기에 행하는 중요한 검사 중 하나는 태아의 목덜미 투명대 검사다. 쉽게 말해 '목둘레 측정'이라고 하는데, 10~14주부터 목 뒤 특정 부분을 초음파로 확인한다. 임신 초기 태아의 목 뒷덜미에 액체가 고이는 현상인데, 고임 현상이 비정상으로 많아지는 경우에는 염색체 이상 등으로 다운증후군을 의심할 수 있다. 정상 기준치가 조금씩 다르지만 3mm를 넘길 경우에는 염색체 이상의 가능성이 있기 때문에 의사의 소견에 따라 목덜미 투명대 검사 외에 '융모막 검사'를 시행한다.

융모막 검사는 태반에 있는 태아의 조직을 추출해 염색체 이상 여부를 확인하는 확진 검사다. 주로 9~11주 사이에 검사해 다운증후군과 같은 증상을 확인한다. 35세 이상의 고령 임산부에게 권하는 경우가 많다. 하지만 검사를 통한 유산의 위험이 있어 시행하지 않는 병원도 있다. 상황에 따라서는 임신 14~18주경 양수 검사를 시행해

위험한 융모막 검사를 대체할 수 있다. 앞서 설명한 목덜미 투명대 검사에서 이상 소견이 있을 경우 전문의와 상의 후에 시행한다.

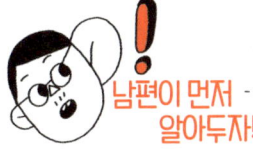
남편이 먼저 알아두자!

▶ **아내는 더욱 피곤하다, 임신 초기의 검사들!**

초진 : 체중과 혈압을 체크하고 전반적인 신체 상태를 확인한다.

초음파 검사 : 태아가 임신 주에 맞게 잘 자라고 있는지 확인한다. 출산 예정일을 정확히 산출하는 근거다.

산모 기본 검사(12주 이전 혈액과 소변으로 측정) : 혈세포 종합 검사, 혈액형 검사, 매독반응 검사, 에이즈 검사, B형간염 항원 및 항체 검사, 일반 소변 검사, 간기능 검사, 신장기능 검사, 풍진항체 검사, 갑상선 검사, 자궁경부 세포진 검사, 톡소플라즈마 검사 등

임신 초기 기형아 검사 : 목덜미 투명대를 측정하는 초음파 검사.

융모막 검사(9~11주 사이) : 산모가 고령일 경우, 이전에 기형아 출산 이력이 있거나 유전적으로 이상이 있는 경우, 기형이 의심될 경우에 시행한다.

아이의 심장 소리는 아빠의 심장도 뛰게 한다

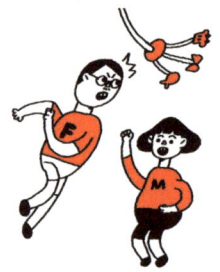

임신을 확인하는 순간부터 출산의 순간까지 모든 순간은 아내 혼자만의 순간이 아니다. 아빠도 함께 공유하고 느껴야 할 감동적인 순간이 많다. 임신테스트기의 두 줄을 확인하는 순간, 아내와 함께 손을 잡고 병원에 가서 초음파 검사를 통해 작은 점 하나를 보는 순간, 모두 다른 감동이 밀려온다. 또 하나 놓치지 말아야 할 순간은 바로 아이의 심장이 힘차게 뛰는 소리를 두 귀로 듣는 순간이다.

통상적으로 큰 이상이 없다면 임신 6~7주를 전후해 태아의 심장 박동 소리를 처음 들을 수 있다. 생리 주기와 착상 시기에 따라 조금 차이가 있을 수 있지만, 대략 7주면 '쿵쾅쿵쾅' 뛰는 심장 소리를 들을 수 있다. 하나의 작은 점에 불과했던 분신이 정말 '생명'으로 느껴지는 순간이다. 고작 손가락 한 마디보다 작은 몸속에서 스스로 박동하는 심장의 모습을 초음파를 통해 볼 수 있고 또 들을 수 있다. 조금씩 커져가는 태아의 모습과 더욱 힘차게 뛰는 심장 소리는 언제 들어도 설렘과 감동으로 가득하다.

처음 심장이 뛰는 소리를 들으면 '원래 저렇게 빨리 뛰나?'라는 생각이 든다. 태아의 심장은 일반 성인보다 빠르게 뛰는 것이 정상이다. 임신 초반에서 중반, 후반으로 갈수록 심장 박동 속도는 조금씩

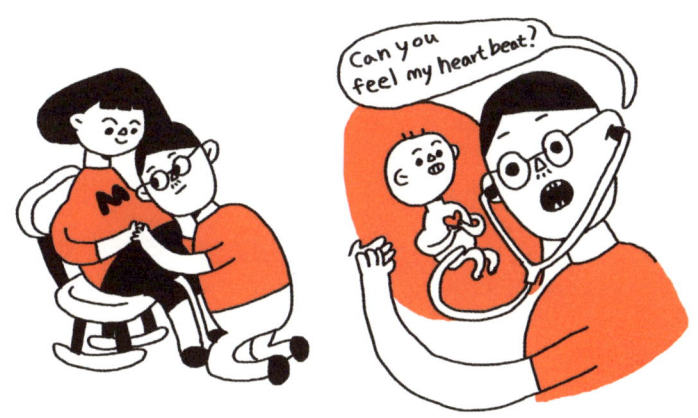

줄어들어 안정된다. 임신 기간 내내 병원을 찾을 때마다 심장 소리를 들을 수 있는데, 단순히 산모와 아빠에게 들려주기 위함은 아니다. 심박수를 확인해 전반적으로 태아의 발달이 잘 되고 있는지 체크한다. 더불어 고등학교 과학 시간에 배웠을 심방과 심실, 그 사이의 판막들이 정상적으로 형성되고 심장을 중심으로 혈액 순환이 정상적으로 이뤄지고 있는지도 체크한다.

아빠로서, 남편으로서 아이의 심장 소리를 듣고 명심해야 할 것은 명확하다. 아내의 몸속에 두 개의 심장이 뛰고 있다는 사실이다. 쌍둥이라면 세 개의 심장일 수도 있다. 그만큼 아내를 아끼고 위해 줘야 한다는 사실이다. 결혼식을 올리며 아내에게 "당신 손에 평생 물 한 방울 묻히지 않도록 만들어줄게"라고 허황된 약속을 했다면, 그 약속을 지킬 시기가 바로 아내가 임신을 한 때다.

남편의 부득이한 사정으로 아내 홀로 산부인과를 찾아 함께 심장 소리를 듣지 못했다고 실망하지는 말자. 국내 대부분의 산부인과에서는 초음파 촬영 영상과 심장 박동 소리를 따로 들을 수 있도록 USB, CD 등 저장 매체에 저장해주거나, 모바일 애플리케이션을 통해 언제 어디서나 보고 확인할 수 있는 서비스를 제공한다. 아내가 저장해온 영상과 소리를 함께 들어보자.

그리고 가장 중요한 것은 아내와 함께, 뱃속 아기와 함께 대화를 나누는 것이다. 심장 소리를 듣고, 임신 기간 내내 펼쳐지는 다양한 변화에 따라 어떤 감정을 느꼈는지, 함께하는 것만큼 좋은 태교는 없다. 뱃속 아기에게 10개월 내내 엄마의 목소리만을 들려주는 것은 양육의 의무를 지닌 아빠로서, 산모의 남편으로서 직무유기다.

바깥일에 바빠 임신한 아내의 배에 재미있는 책을 읽어주고, 감미로운 음악을 직접 들려줄 수 없을 수도 있다. 대신 최대한 많이 아빠의 목소리를 들려주고, 아빠와 엄마가 대화하는 소리를 들려주자. 아빠가 해줄 수 있는 최소한의 태교다. 아니, 가장 멋진 태교가 될 수도 있다. 더불어 출산 전 임신 기간부터 출산 후 육아 시기에 이르기까지 엄마와 아빠가 안정적으로 대화하는 모습을 보여주는 것은 안정적인 성장에 엄청난 영향을 준다. 임신한 아내 역시 남편과의 대화에 만족감을 느낄 것이다. 화목한 가정 건설의 지름길이다.

• 예비아빠를 위한 생존 Tip! •

웨딩드레스 투어 기억나니?

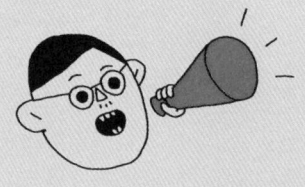

아내 뱃속에 있는 나의 분신의 심장이 뛰는 순간, 나의 심장도 뛰는 것이 사실이다. 하지만 임신으로 인해 감정이 풍부해진 아내에 비해 그리 '벅찬 감격'이 밀려오지 않는 경우도 있다.

아이의 첫 심장 박동을 경험한 경기도 거주 남편 12명을 상대로 조사한 결과, 이들은 모두 '감동'에 앞서 '신기함'의 감정을 느꼈다고 한다. 반면 첫 심장 박동을 경험한 여성들은 대부분 가슴 벅참을 느끼고 눈물을 흘리는 경우도 어렵지 않게 볼 수 있다.

사람이 일부러 감정을 포장할 필요는 없다. 하지만 '리액션'은 간혹 조작해도 선의가 있다면 거짓의 범주에 들어가지 않을 것이다. 결혼 전, 당시 '여자친구'이자 '예비 신부'라는 타이틀을 달고 있던 현재의 아내와 웨딩드레스를 보러 갔던 기억을 떠올려보자. 물론 성의껏 모든 순간을 함께한 이도 있겠지만 세 군데, 네 군데 정도 되면 다소 작위적인 '리액션'이 나올 수밖에 없었음을 인정할 것이다. 커튼이 열리는 순간 예비 신부는 '짜잔' 하며 나타났는데, 당신이 무뚝뚝하게 "어, 좋네"라고 했다면 또 어떤 사단이 일어났을까?

남자는 나이의 적고 많음을 떠나 호기심이 많은 동물이다. 때문에 새로운 생명의 심장 박동 역시 감동적이긴 하지만 신기함에 눈이 먼저 커지는 것이 보편적이다.

안타깝게도 당신의 아내는 조금 다르다. 당신의 눈이 커지는 것에 그치는 것을 기대하지 않는다. 자신의 몸속에 있는 새로운 생명이 모두에게 벅찬 감동으로 다가오길 바란다. 아예 솔직하게 정말 신기하다고 이야기를 하자. 조금만 더 눈을 크게, 휘둥그레 뜨고 신기하다고, 아주 좋다고 적극적으로 이야기하자. 그 순간만큼은 평소와 다르게 조금은 수다쟁이가 되어도 좋다. 굳이 아내처럼 눈물을 흘리지 않아도, 벅찬 감동을 예정보다 빨리 이끌어오지 않아도 된다. 그 순간의 감정을 조금만 더 '오버'해서 표현하자. 아, 아내를 따뜻하게 안아주는 것도 잊지 말자.

아빠도 순간을 기록하자

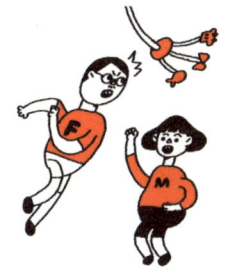

임신 6주 전후 대략적인 출산 예정일이 나올 때 즈음이면 산부인과에서 작은 수첩 하나를 아내에게 건네줄 것이다. 한쪽에는 산부인과의 이름이 적혀 있고, 또 다른 한쪽에는 아내의 이름과 '산모님'이라는 단어가 결합되어 쓰여 있을 것이다. 평생 본 적 없는 낯선 작은 수첩이다. 임신 기간 동안 산부인과에서 진료한 기록, 초음파 사진 등을 붙일 수 있는 작은 수첩이다. 조금 감성적인 접근일 수도 있겠지만, 산모수첩은 10개월 후 태어날 아이의 첫 앨범인 셈이다. 뱃속 모습부터 출산 직전까지 작은 점 하나에서 팔과 다리, 손가락과 발가락이 생기고, 오뚝하게 콧날이 서는 과정을 기록한다. 더불어 주 수에 따른 크기, 몸무게 변화, 특이사항 등을 기록한다.

다만 기록의 주체는 아내가 아닌 산부인과 의사와 간호사다. 간혹 어떤 산모수첩에는 아내 혹은 남편이 조금 메모를 남길 수 있는 공간이 있는데, 대부분의 남편들은 산모수첩을 보고 그저 즐거워할 뿐이다. 산모수첩이 사실에 입각한 기록의 기능을 가지고 있다면, 이와는 다른 기록의 공간, 남편이자 아빠로서 기록할 수 있는 공간을 만들길 권한다. 반드시 병원에서 주는 양식일 필요는 없다. 그저 튼튼한 노트 한 권이면 된다.

뱃속에 아이가 있는 동안 매일은 아니더라도 가끔씩 기다리는 마음, 건강하게 잘 태어났으면 좋겠다는 마음을 담아 일종의 일기를 적어보자. 아빠가 쓰는 산모수첩의 가장 큰 수혜자는 바로 본인이다. 먼 훗날 아이가 "아빠, 엄마가 날 임신했을 때 어땠어?"라는 질문에 머뭇거리지 않고 산모수첩을 꺼내줄 수도 있다. 엄마와 아빠가 얼마나 많은 사랑을 쏟았는지, 때로는 얼마나 힘들었는지를 돌아볼 수 있다. 결코 돈으로 살 수 없는, 기억하기엔 너무나 까마득한 추억의 조각이 기록될 것이다.

아빠가 혼자 적어도 좋고, 엄마와 번갈아 가며 적어도 좋다. 물론 나날이 무거워지는 몸 탓에 아내가 기록을 하지 못할 수도 있다. 아내가 기록한 그것은 아내의 기록이다. 아빠의 마음을 담은 일기를 써 보자. 스스로의 마음, 아버지가 되는 마음을 느껴보자. 자연스럽게 내 아버지의 마음을 조금이나마 느낄 수 있을 것이다.

삶이 힘들 때, 보람찰 때, 기쁠 때, 슬플 때 그리고 문득 생각날 때 꺼내볼 수 있는 순간의 기록들은 한 순간에 '짠' 하고 만들어지는 것이 아니다. 지금은 태아에 불과한 아이가 먼 훗날 아버지가 될 때 즈음 선물로 전해주겠다는 망상에 젖어보자. 충분히 가치가 있는 일이다. 어떤 이들은 임신과 출산과 관련되어 소비하는 모든 영수증까지 모아 산모수첩에 첨부한다. 나중에 혹시 '불효자'로 돌변할 경우 영수증을 청구할 목적이란다.

사실 멀리 생각할 필요도 없다. 아빠가 쓴 산모수첩은 당장 몇 년 후, 둘째, 셋째를 낳을 때 기억을 되짚어보는 데 요긴하게 쓰일 것이다. 그만큼 자세하게, 마음을 담아 기록하는 것이 좋다. 기억은 잊히지만 기록은 사라지지 않는다.

• 예비 아빠를 위한 생존 Tip! •

아내는 질투의 화신이다, '아친남'을 조심하라

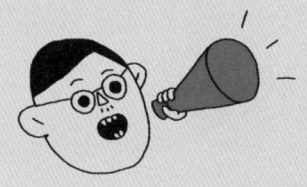

학창시절 '엄친아', 즉 엄마 친구 아들에 대한 공포는 대단하다. 도대체 세상에 어떻게 그렇게 완벽한 사람이 있는지 모르겠다. 외모는 몰라도 공부도 잘하고, 효자이며, 부모님 말씀을 그렇게 잘 들을 수가 없다. 결혼 후에도 마찬가지다. 이제는 '어머니'가 된 엄마는 "친구 아들이 결혼을 한 후에도 그렇게 효자 노릇을 한다"고 넋두리를 한다. 어차피 평생 들어온 이야기니 이제는 익숙해졌을 것이다. 하지만 이번에는 '아친남'들이 문제다. 아내 친구의 남편들. 그들 역시 엄마 친구의 아들과 같은 행성에서 온 것이 분명하다. 혹은 동일 인물일 가능성이 높다. 직장에서도 인정을 받지만, 좀처럼 귀가 시간이 늦지 않는, 너무나 가정적이며 무엇보다 아내 친구에게 달콤한 일상만을 선사하는 존재다. 어디서 그런 전지전능한 능력을 얻었는지는 몰라도, 혹시 만난다면 꼭 따귀라도 한 대 때리고 싶다. 하지만 실존 여부는 알 수 없다. 물론 간혹 '아친남'이라는 작자를 직접 만날 때도 있다. 남자 대 남자로 봤을 때 나보다 잘난 것이 별로 없는데, 도대체 어떤 점이 그렇게 우월한 종족으로 평가를 받게 했는지 궁금할 뿐이다. 술도 좋아하게 생겼고, 여자를 밝힐 것이 뻔한데, 절대 아니라고 하니 미칠 지경이다.

당신의 아내는 질투의 동물이다. 남편인 나도 역시 과시욕이 대단하지만, 아내는 과시를 통해 쾌감을 얻는다. 물론 당신의 아내는 부정할 것이다. 개인에 따라 차이는 있지만, 조물주는 여자에게 질투의 본능을 선사했다. 대한민국의 여성뿐만 아니라 지구상의 여성이라면 누구나 가지고 있는 성향이다. 마음 같아서는 몰래 아내의 휴대전화 속 전화번호를 모두 지워버리고 카카오톡 계정을 폭파해서라도 친구들과의 정보 공유 혹은 질투심 경쟁을 차단하고 싶다. 그렇게만 된다면 남편들이 가정과 직장에서 보여줄 생산성은 분명 높아질 것이다. 하지만 아내의 사회적 관계를 끊어버리는 것은 너무 잔인한 일이다. 다른 스트레스로 남편의 목을 조여올 수도 있다. 그냥 내버려두는 것이 가장 원초적인 평화의 길이다. 그리고 가장 좋은 대처 방안은 임신 기간 중 이어지는 '남편 자랑'에 기름을 끼얹는 것이다.

다행스러운 것은 당신의 아내 역시 누군가에게 당신을 잘 포장해서 질투를 선사했다는 사실이다. 스스로 자신을 봐도 도저히 자랑할 것이 없을 수 있다. 하지만 분명 아내는 당신의 장점을 알고 있다. 도저히 없으면 '변강쇠'라고 했을 수도 있다.

평화를 위해 아내가 나를 자랑을 할 수 있는 작은 소재들을 간혹 제공하자. 아내의 감동은 기본이며, 아내가 '자랑질'을 통해 받을 쾌감을 선사하자. 거창할 필요는 없다. 10개월 동안 함께하는 기다림의 일기만 제대로 써도 어느 순간 아내는 자신의 SNS에, 카페에, 블로그에 당신이 멋진 남편임을 과시할 것이다. 퇴근길 가끔 선사하는 장미꽃 한 송이, 아내가 거부하지 않을 정도의 스킨십 역시 세상을 구할 수 있는 좋은 수단이다. 단 한 가지 부작용을 찾자면, 다른 남편들에게 당신이 '때려죽일 놈'이 될 수도 있다는 점이다. 하지만 그런 '놈'들이 많아질수록 대한민국의 수많은 가정에는 웃음꽃이 필 것이다.

주체할 수 없는 남성 본능, 나의 섹스는 끝인가

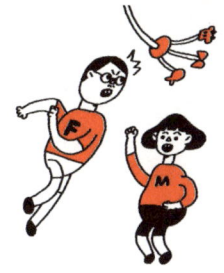

임신 기간은 40주, 280일. 약 10개월에 이른다. 단군신화 속의 호랑이도 100일 동안 마늘과 쑥만 먹으라는 단군 할아버지의 말을 지키지 못했는데, 남자가 280일 동안 금욕을 지키는 것은 쉽지 않다. 예전에는 임신 중 부부관계에 대해 매우 부정적으로 봤지만 잘못 알려진 사실이다. 모든 것이 불안정한 임신 초기에는 성관계를 피하는 것이 맞다. 하지만 유산이나 조산의 위험성이 낮은 정상 임신의 경우 초기를 지난 16주 이후에는 성관계를 가져도 무방하다. 오히려 권장하는 경우도 많다.

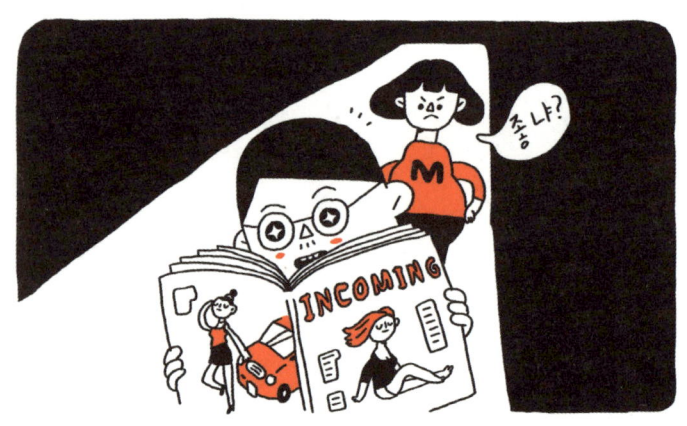

　임신 중 성관계는 산모의 골반 내 혈액순환을 돕기 때문에 빠르게 오르가즘에 도달하기도 한다. 정신건강상 엔도르핀이 많이 분비되기에 정서적인 면에서 도움을 주기도 한다. 태아의 뇌신경에 긍정적인 자극을 준다는 연구 결과도 있다. 더불어 산모의 면역 능력을 높여주는 효과도 있다. 무엇보다 아내와 감정을 나누며 공유하는 안정감은 태아에게도 전달되어 긍정적인 효과를 준다.

　다만 임신 전에 도전적이거나 과감한 성관계를 했다면 임신 중에는 자제해야 한다. 너무나 격렬한 관계는 산모에게 신체적인 무리를 줄 수 있다. 더불어 복부에 압박을 주는 것도 피해야 한다. 임신 20주 이후에는 여성 상위가 좋다. 무엇보다 부부가 교감하는 부드러운 성관계를 해야 한다. 남편의 입장에서 성관계로 인해 태아나 아내에게 무리가 갈 수도 있다는 우려가 드는 것은 사실이다. 하지만 성욕을 느끼는 아내를 무조건 거부하다 보면 평생 싫은 소리를 들을 수도 있다.

임신 상태에 따라 성관계 가능 여부를 부끄러워하지 말고 담당 의사에게 물어보자. 무리가 되지 않는다면 산부인과에서도 성관계를 허락할 것이다. 허락받고 부부관계를 하는 것이 웃기는 현실이긴 하지만, '안전제일'을 잊지 말아야 한다.

산부인과에서 권장하는 가장 보편적인 체위는 부부가 나란히 옆으로 누워 남편이 뒤에서 삽입하는 '후측위'다. 성관계의 리듬을 보면 '강-약-중강-약'이 보편적이라고 하지만 무조건 아내의 뜻에 맞게 하자. '약-약-약'의 무한 반복일 수도 있다. '강-강-강'을 원한다면 조금만 참자. 과한 것은 자제하는 것이 좋다. 물론 너무 아내에게만 맞추다 보면 자연스럽게 남자의 만족도는 줄어들 수도 있다. 어쩔 수 없다. '쑥과 마늘만 먹어야 하는 호랑이보다 행복하다'고 자기최면을 걸어보자. 임신 후반부인 8~9개월 즈음에는 아예 성관계를 하지 않는 것이 좋다.

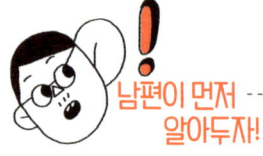
남편이 먼저 알아두자!

▶ **임신 중 성관계 가이드라인 7가지**

임신 중 성관계는 '절대 금기'가 아니다. 하지만 '절대 조심'해야 한다. 산부인과 전문의에게 자문을 구했다. '의학적으로 비교적 안전한' 임신 중 성관계 가이드라인 7가지를 소개한다. 물론 가장 안전한 것은 아예 하지 않는 것이다.

1. 임신 초기와 후기에는 성관계를 피하자. 유산이나 조산의 위험성이 있다.
2. 부드럽게, 복부 압박은 금지! 성관계는 '함께' 하는 것이다. 사랑의 밀어와 함께, 뱃속에는 아이가 있다.
3. 아내에게 오럴 섹스는 생략하자. 애무 과정에서 혈액을 타고 좋지 않은 요소들이 태아에게 전달될 수 있다.
4. 유방 애무도 피하자. 호르몬의 과도한 분비로 자궁 수축이 올 수도 있다. 당분간 가슴은 아이에게 임대!
5. 출혈이 있다면 당장 stop! 습관성 유산을 경험했거나, 질 출혈이 있다면 성관계는 위험하다.
6. 차라리 몰래 야동을 보자. 욕구를 참지 못해 바람을 피우거나, 업소를 찾다가는 출산과 가정파탄을 함께 맞이할 수 있다. 몰래 혹은 양해를 구하고 야동을 봐라.
7. 성관계는 '욕구해소'가 아니라 '사랑해서' 하는 것이다.

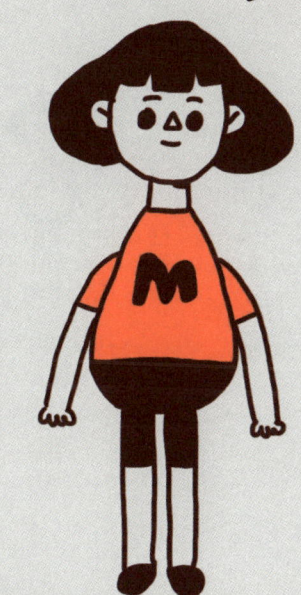

3장

하프타임 13~28주

이제 슬슬 새로운 작전에 돌입해볼까?

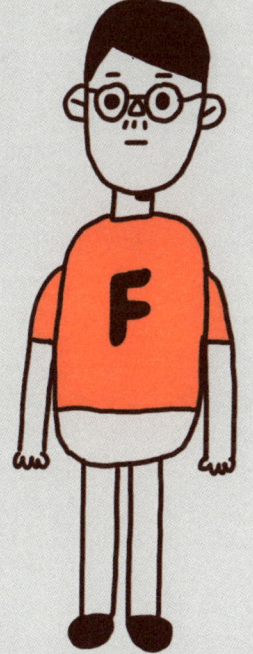

! 임신 10개월은 마치, 달걀을 세 손가락으로 쥐고 100m를 전력 질주하는 것과 같다. 눈이 빠질 것 같은 피로감이 몰려오고, 무엇이 무엇인지 도저히 분간이 가지 않는 상황이 10개월간 이어진다. 정신 바짝 차리고, 하나라도 놓쳐서는 안 된다.

임신에 대처하는
유능한 아빠양성

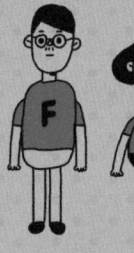
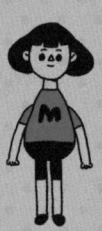

시간과의 싸움, 아이는 열심히 자란다

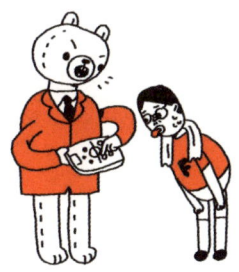

이제 서서히 아내의 임신이 익숙해지는 시기다. '아빠'가 된다는 사실은 여전히 현실과 먼 이야기인 듯하지만 머지않은 미래에 아기가 태어나고 생활에 많은 변화가 있으리라는 짐작을 할 수 있다. 임신 초기에 마치 나무에서 떨어지는 나뭇잎조차 조심하는 말년 병장의 심정으로 모든 것에 조심했다면, 조금씩 긴장감이 풀어지는 시기이기도 하다. 임신 초기에 다소 높을 수 있는 유산의 위험성도 줄어든다. 무엇보다 임신 초기 부부가 가지고 있던 다양한 불안감이 조금씩 사라진다.

무엇보다 눈에 띄는 변화는 줄어든 아내의 입덧이다. 입덧이 줄어들면 적극적으로 영양 섭취를 해야 하는 시기다. 남편이 도와야 한다. 입덧이 심해 체중이 줄었다고 해도 임신 20주 안팎의 시기에는 아내의 체중이 2kg 이내로 증가하는 것이 정상이다. 물론 과식으로 인한 탈을 방지하기 위해 적당히 조절을 유도하는 것 역시 남편의 몫이다. 균형 잡힌 식사가 중요하다.

20주 안팎이 되면 누구나 아내가 임산부임을 알 수 있을 정도로 배가 불러온다. 개인별로 차이는 있지만 평소 과체중이 아니었다면 누구나 식별이 가능하다.

임신 중기 뱃속 아기는 근육과 신체기관이 더욱 빠르게 형성된다. 장기의 형성 역시 이뤄진다. 임신 초기 동그란 모양으로 말려 있던 태아는 점차 뼈 조직이 형성되며 몸을 편다. 15주 안팎으로는 뇌가 발달한다. 뱃속에서 아무것도 모를 것 같지만 17주 즈음이면 바깥에서 나는 소리를 조금씩 듣기 시작하고, 산모의 감정을 전달받는다.

18주 전후로 아내의 배는 더 나온다. 아내가 대중교통을 이용하고 집으로 돌아와 임산부 배려에 대한 시민의식의 결여를 이야기할 시기다. 아내는 임신 중기에 발생할 수 있는 다양한 신체 반응과 마주

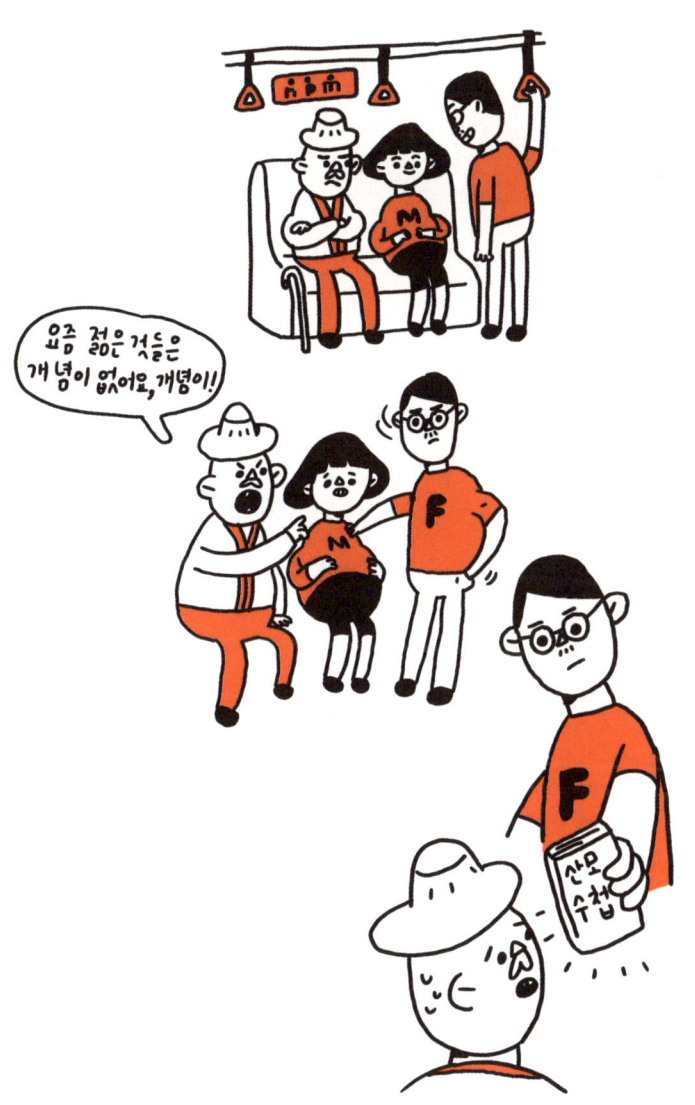

할 수 있다. 입 안이 헐거나, 잇몸 질환이 생겨 고생을 할 수도 있다. 어느 날은 잇몸이 퉁퉁 붓고 심하면 피가 나기도 한다. 하지만 섣부른 약의 섭취는 언제나 금물이다. 임신 중 구강 질환의 발생은 호르몬 변화 때문이다. 임신 중기에 아예 치과를 찾아 임신 중임을 밝히고 치료를 받아야 한다. 상황에 따라서는 충치 등의 치료를 받아도 무방하다. 출산 후에는 좀처럼 치과에 가기 힘들 수도 있으니 미리 치료를 받는 것이 좋다.

같은 시기 뱃속 아기는 손톱과 발톱이 자란다. 초음파를 통해 보면 팔, 다리, 손가락, 발가락이 생성되어 정말 '인간'의 모습을 하고 있음을 확인할 수 있다. 태동을 서서히 느낄 수 있다.

태아가 살고 있는 아내의 양수는 이르면 20주를 전후해 많이 증가한다. 이제는 30cm 안팎의 크기로 자라난 아이가 양수 안에서 자유롭게 유영한다. 간혹 아이가 움직이면 아내가 고통을 호소할 때도 있다. 23주가 지나면 아내의 체중이 늘어나는 속도가 빨라진다. 늘어난 체중은 자연스럽게 무릎이나 발목에 무리로 이어진다. 물론 가만히 있으라는 이야기가 아니다. 적당한 산책이나 운동을 부부가 함께 하자. 걷기 편한 신발, 워킹화 등이 시중에 잘 나와 있으니 깜짝 선물을 주는 것도 좋다. 이 기회에 출산 후에는 행동으로 옮기기 힘든 '커플 신발'을 구입해 나란히 신는 것도 추천한다. 혹시 아내가 멋을 고집하며 하이힐을 신겠다고 주장하면 강하고 단호하게 제압하자.

23~26주를 전후해 태아는 청각의 발달이 두드러진다. 엄마와 아빠의 목소리를 들을 수 있다. 소리를 듣는다는 것은 느끼는 감정도 서서히 다양해진다는 이야기다. 때문에 부부 간의 활발한 대화가 중요한 시기다. 대화 자체가 태교라고 인식하면 편하다.

아내는 줄곧 피로감을 호소할 것이다. 태아의 무게가 1kg 안팎까지 성장하며 컨디션 유지가 힘들 수밖에 없다. 더불어 변비와 치질이 발생해 아내에게 스트레스를 준다.

이 시기에는 누구나 태동을 느낄 수 있다. 만약 태동을 느끼지 못한다면 전문의와 상담하길 권한다. 신체의 변화 혹은 예상보다 결코 짧지 않은 기다림의 시간 탓에 아내가 우울해질 수도 있다. 곁에서 맞춰주는 남편도 힘들다. 하지만 태아와 산모인 아내 모두 큰 도약을 위해 한참 달릴 시기이니 남편이 눈치껏 상황에 따라 잘 대처하길 바란다.

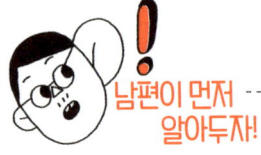

남편이 먼저 알아두자!

▶ **중요한 임신 중기의 검사들! 아기가 잘 크고 있는지 확인하자!**

기형아 검사 : 14~20주 안팎에 아내의 혈액 검사를 통해 시행한다. 예전에는 쿼드 검사 혹은 트리플마커 검사라는 이름으로 다운증후군, 에드워드증후군 및 중추신경계 기형을 발견했다. 적게는 60% 많게는 80% 안팎의 정확도를 가지지만, 기형을 완벽히 진단하는 것은 불가능하다. 하지만 최근에는 시퀀셜(Sequential) 기형아 선별검사법을 시행하는 곳도 많다. 10~14주에 1회, 14~18주에 2회 혈액 검사를 통해 90~95%까지 진단율을 높이는 검사가 있다.

양수 검사 : 기형아 검사에서 염색체 이상이 의심되거나 산모가 고령일 경우 시행한다.

초음파 검사 : 20~22주에는 산부인과에 따라 정밀 초음파를 촬영할 수 있다. 평소 진료 때보다 많은 시간을 할애해 태아의 장기가 잘 완성되어 자리 잡고 있는지 확인한다. 머리부터 발끝까지 기형 유무를 정밀하게 관찰한다.

임신성 당뇨 검사 : 24~28주 안팎에 시행한다. 산모가 50g의 포도당이 들어 있는 액체를 마신 후 한 시간 동안 금식을 한다. 모든 임산부 중 2~3%가 임신성 당뇨를 가지고 있는데, 방치할 경우 기형, 거대아 출산, 난산 등의 합병증을 유발한다.

한방이? 튼튼이?
태명은 사랑의 시작

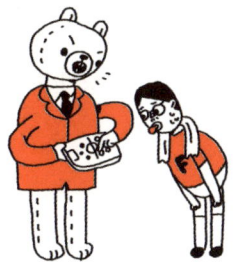

임신 초기의 정신없음이 어느 정도 지나고 나면 조금씩 주변과 자신을 돌아볼 수 있을 만큼의 여유가 생긴다. 유산의 위험성에서도 조금 벗어나 안정기를 찾을 때 즈음, 남편은 임신한 아내의 끊임없는 민원(?)에도 조금씩 익숙해진다. 본격적으로 태교에 대한 의식이 들 때 즈음이면 아이의 이름에 대한 생각을 부부가 나누게 된다. 결혼과 임신을 전후해 아내와 '만약 우리가 아이를 낳으면 말이야'라는 주제의 대화를 한 번쯤 해봤을 것이다. 아이를 몇이나 낳을지, 딸이 좋은지 아들이 좋은지, 만약 아이가 태어나면 어떤 이름이 좋을지 등의 행복한 상상 말이다.

아직 아이가 태어나려면 한참이나 멀었지만 아이가 엄마 뱃속에 있는 동안 부를 이름, 즉 태명을 짓는 것 역시 아내의 임신 중 행해져야 할 중요한 과정 중 하나다. 인터넷이 발달한 사회에서 살면 누구나 각종 인터넷 웹사이트, 커뮤니티 등에 가입할 때 아이디(ID), 사용자 이름, 대화명 등을 만드느라 고민을 한 경험이 있을 것이다. 하지만 태명은 인터넷상에서 자신을 나타내는 대화명과는 차원이 다르다.

태명은 당장 아내의 뱃속에 살고 있는 살아 있는 분신에게 주어지는 이름이다. 물론 태명은 어떠한 법적 효력이 없다. 어디에 등록을 할 필요도 없다. 임신 기간 동안 부부가 함께 애정을 가지고 뱃속 아기를 부를 이름을 정하자. 둘만의 추억이 담긴 이름도 좋고, 바람이 담긴 이름도 좋다. 가끔 출산 후 태명을 실제 이름으로 등록하는 경우도 있지만, 대부분 뱃속에서 지내는 동안 엄마와 아빠 그리고 가끔은 가족, 친지들이 불러줄 이름이다.

임신 20주 안팎이 되면 뱃속 아기는 엄마의 목소리를 감지하고, 25주 안팎이면 아빠의 목소리를 감지할 수 있다. 때문에 엄마와 아빠의 목소리가 지속적으로 동일한 호칭을 부른다면 태아도 뱃속에서 자신을 향해 부모가 무언가를 말하고 있다는 것을 느낄 수 있을 것이다. 이를 통해 아기는 안정감을 느끼고 뱃속에서 무럭무럭 자랄 수 있다. 특히 아빠의 목소리가 엄마의 목소리보다 낮아 뱃속 아이에게 더욱 잘 전달된다는 연구 결과가 있다. 엄마의 태교도 중요하지만 아빠 역시 뱃속 아기와 많은 교감을 나눌 수 있도록 노력해야 하는 이유다. 태명을 정하고 임신 기간을 보내는 동안 탄생 후 실제로 쓸 이름에 대해서는 부부가 함께 고민하고, 또 양가 부모님과 의견을 나누는 것이 좋다.

본격적으로 태명이 정해지면 최대한 많이 아기의 이름을 불러주자. 많이 부르면 부를수록 애정을 가질 수 있다. 책 읽어주기, 태담 나누기 등 다양한 태교를 진행하는 경우에도 뱃속 아기를 부를 수 있는 이름이 있다면 더욱 좋을 것이다. 시인 김춘수의 '꽃'처럼 이름을 부르기 시작한다면, 결코 짧지 않은 기다림을 하고 있는 부부의 삶과 마음속에 아기는 '꽃'으로 미리 다가와 출산의 그날을 향하는 데 작은 도움이 될 수 있을 것이다.

아니, 왜 그렇게 병원에 자주 가?

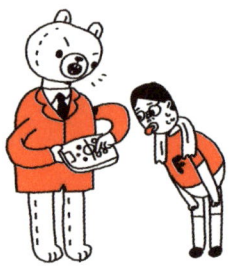

정상적으로 임신을 했을 경우 국내 산부인과에서는 일반적으로 주기적인 진찰을 권고하고 있다. 임신 8개월 이전인 28주까지는 4주에 한 번, 8개월과 9개월에 해당하는 28~36주 기간에는 2주에 한 번, 마지막 달인 36주 이후에는 매주 한 번씩 병원을 찾는 셈이다. 대략적으로 임신 기간 동안 총 15회 안팎의 병원 방문을 하게 된다.

병원에 가서 대기하는 시간, 진료하는 시간을 대략 1시간으로 계산하면 10개월 동안 총 15시간 안팎을 병원에서 보내야 한다. 여기에 집에서 산부인과까지 오가는 시간까지 합치면 결코 짧지 않은 시간이다. 이는 임신 기간이 큰 문제없이 정상적으로 진행되었을 때의 이야기다. 하혈이나 복부 통증 등의 돌발상황이 생기면 20회 안팎까지 산부인과를 찾을 각오를 해야 한다.

임신 사실을 확인하고 주기적으로 산부인과에 가면 시기에 맞는 임신 상태를 확인할 수 있다. 특별한 증상이 없다고 해서 '알아서 잘 크고 있을 텐데 무엇을 하러 가나', '의사들의 상술이다' 등의 잘못된 정보를 무조건 받아들이지 말자. 아내에게 이런 말을 꺼냈다간 정말 큰 상처가 될 수 있다. 임신 시기에 맞는 태아 검사, 산모 검사 등을 통해 지속적으로 상황을 확인하고 상황에 맞게 대처해야 한다. 일반 성인과 마찬가지로 모든 질병과 신체적 특이사항은 발견이 빠를수록 대처가 원활하다.

임신 초기에는 유산 가능성을 보고, 그 위험으로부터 아내와 아이를 보호하기 위한 상황별 조치를 한다. 중기와 후기부터는 조산과 역아에 대한 위험으로부터 아내와 아기를 보호해야 한다. 특히 8개월부터는 예정 시기보다 빠르게 출산이 이뤄지는 조산의 위험성에 대한 대비를 해야 한다. 무엇보다 주기적으로 산모를 살피는 것이 중요하다.

더불어 출산 시 아기는 머리부터 나오는 것이 정상인데 아내의 뱃속에서 제대로 자리를 잡지 못해 머리가 아닌 다리부터 나오는 '역아'의 위험에 대한 확인도 지속적으로 해야 한다. 자연분만과 제왕절개 등 다양한 출산 방법에 대한 판단 역시 임신 기간 중의 지속적인 관찰을 통해 결정하게 된다.

임신한 아내의 배가 불러올수록 병원에 가는 길은 힘들다. 가능하다면 매번 남편이 아내와 함께 산부인과를 찾을 것을 권하는 이유다. 아내에게 운전면허가 있다고 해도, 배가 불러오면 운전대를 잡기가 힘들어진다.

예기치 못한 가벼운 접촉사고도 임산부와 태아에게는 큰 영향을 줄 수 있는데, 운전석은 결코 좋은 자리가 아니다. 자동차의 핸들은 충돌 시 무서운 흉기로 돌변한다. 에어백이 있어도 마찬가지다. 물론 일반적인 직장인이 매번 병원을 찾는 아내와 함께하는 것이 쉬운 일은 아니다. 때문에 미리 월차, 연차, 반차 등 다양한 휴가 계획을 잘 세워 아내와 협의해야 한다. 임신 중 산부인과 진료는 2주, 4주 등으로 통상적인 진료 주기가 있으니 진료 주기와 휴가를 낼 수 있는 주기를 잘 맞추어 활용하자.

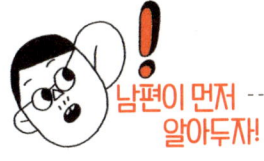

▶ 아이가 거꾸로 섰어요, '역아'가 뭐길래!

'역아', 말 그대로 아이가 아내의 뱃속에서 거꾸로 있는 것이다. 출산 시 머리부터 아내의 질을 통해 나오는 것이 정상이지만, 어떤 이유 때문인지 아기는 머리를 아래쪽이 아닌 위로 하고 있다. 역아 여부를 알 수 있는 것은 병원에서의 초음파 검사다. 항상 미소를 지었던 산부인과 의사의 표정이 갑자기 굳어지더니 "애가 돌아갔어요"라고 말한다. 보편적으로 빠르면 7~8개월 즈음 머리를 아래로 향한다. 세상을 향해 나올 준비를 하는 것이다. 하지만 좀처럼 아기가 자세를 잡지 않거나, 잡았다가도 하늘로 향해 머리를 돌리는 경우가 있다. 머리가 아닌 다리 혹은 팔 등이 먼저 나오면 다른 몸의 부위가 걸려 위험하다. 출산이 어려워지는 정도가 아니라 질식으로 생명에 지장이 있을 수도 있다. 그런 의사는 없지만, 아이를 억지로 당기면 몸이 부러질 수도 있다. 때문에 미리 초음파를 통해서 확인하고 대처한다. 역아를 확인한 순간부터 출산을 앞둔 순간까지 지속적으로 관찰을 하는데, 다시 돌아오지 않으면 제왕절개를 해야 한다. 물론 다시 돌아오는 경우도 상당히 많다.

남편이 대신 신청하자! 임산부의 필수품 고운맘 카드

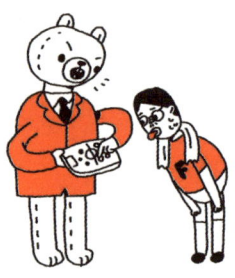

대한민국의 임산부라면 누구나 발급 가능한 필수품 '고운맘 카드'를 만들지 않고 임신과 출산의 10개월을 보내면 바보다. 국가의 복지 정책으로 받을 수 있는 혜택을 놓친 것이다. 임신 후 병원에서 진료를 받는 것은, 횟수도 적지 않게 부담스럽지만 금전적인 부분까지 감안하면 남편의 심각함은 더해진다. 초음파 검사를 포함한 각종 진료비용이 병원과 상황에 따라 적게는 회당 3만 원, 많게는 10만 원을 훌쩍 넘기는 경우가 많다. 임신 중 들여야 하는 시간과 비용이 결코 만만치 않지만 모두 건강한 임신과 출산에 필요한 과정이다.

의료보장제도가 강하게 실시되는 일부 국가의 경우 임신 과정에서 발생하는 모든 비용을 100% 국가가 부담하는 경우도 있는데, 슬프지만 우리의 현실과는 조금 먼 이야기다. 다만 우리나라 역시 누구나 받을 수 있는 의료보험제도를 통해 필수 진료의 상당 부분을 국가에서 지원한다.

더불어 보건복지부에서 임신과 출산에 대한 진료비를 '바우처' 형식으로 지원하는 '고운맘 카드' 제도를 통해 어느 정도 혜택을 받을 수 있다. 고운맘 카드 제도는 국가에서 임신이 확인된 임신부의 경제적 부담을 덜어주기 위해 만든 제도다. 경제적인 이유로 임신 자체가 행복이 아닌 불행과 고난으로 다가오는 일이 없도록 하기 위함이다. 더불어 출산율을 높이는 데에도 목적이 있다.

고운맘 카드는 실제 결제에 쓸 수 있는 카드다. 신용카드, 체크카드의 기능을 가지고 있는데, 대한민국 국민 중 정상적으로 건강보험에 가입된 임산부라면 누구나 접수할 수 있다.

물론 기본적으로 임신이 확인되어야 한다. 임신을 확인하고 병원에서 분만 예정일을 받으면 고운맘 카드 발급 제출용 확인서를 받을 수 있다. 확인서를 들고 전국의 국민건강보험공단 지사, 우체국, 국

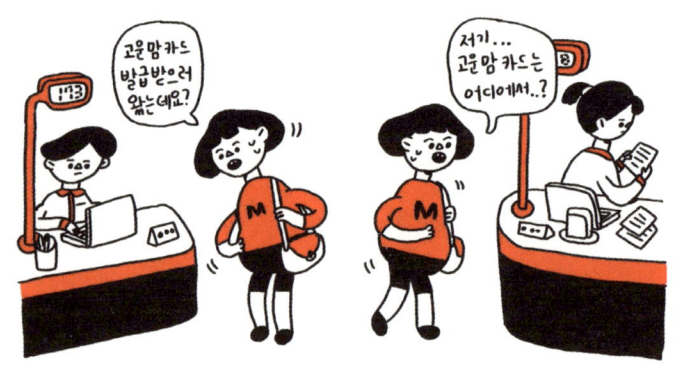

민은행(국민카드), 신한은행(신한카드)을 찾아 신청하자. 카드를 발급받으면 임신 1회당 50만 원을 이용할 수 있는데, 쌍둥이 등 다태아라면 70만 원을 쓸 수 있는 바우처가 포함되어 있다. 카드를 수령하는 직후부터 분만 예정일 이후 60일까지 사용이 가능하다.

물론 나라에서 주는 돈이라고 아무 곳에서나 쓸 수 있는 것은 아니다. 출산 진료비, 검진비, 출산에 따른 입원비, 보험 급여가 되는 진료 등 출산에 따른 각종 의료비에 쓸 수 있다. 원칙적으로 임산부가 직접 신청해야 하지만 건강상의 이유를 감안해 남편이 대신할 수도 있다. 고운맘 카드를 만드는 절차로 인해 임산부가 무리를 하는 것은 옳지 않다. 보통 은행의 카드 발급 업무 시간에 많은 시간이 걸리듯,

고운맘 카드 발급 역시 꽤나 시간이 소요되기 때문에 간혹 은행 창구에서 오랜 시간을 보내야 하는 경우가 있다. 은행까지 가는 시간, 기다리는 시간 등을 고려한다면, 아내의 건강이 그리 좋지 않다면 남편이 가족관계를 증명할 수 있는 주민등록등본 등을 들고 접수 기관을 찾자.

고운맘 카드 제도 초기에는 산부인과에 한해 바우처 금액을 사용할 수 있었고, 금액도 낮았다. 하지만 점차 시행착오를 거쳐 개선과 금액 조정을 거듭했다. 이제는 산부인과 전문의가 있는 요양기관, 조산원, 한방병원, 한의원 등에서도 고운맘 카드를 쓸 수 있다. 다만 해당 기관이 '임신-출산 진료비 지원 요양기관 신청'을 통해 지정이 되어 있어야 한다. 웬만한 산부인과는 대부분 지정되어 있지만, 해당 병원에 문의하거나 국민건강보험공단 콜센터(1577-1000)를 통해 검진 기관 및 병원을 확인할 수 있다.

아내가 트랜스포머라니, 그래도 자기가 제일 예뻐!

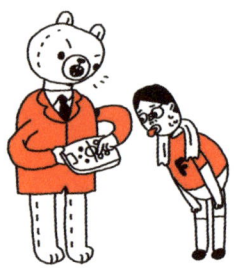

임신 기간 동안 부부에게는 많은 변화가 생긴다. 물론 가장 격렬한 변화를 겪고 있는 사람은 내가 아닌 바로 아내다. 아내는 평생 겪어본 적 없는 임신이라는 일생일대의 이벤트를 몸소 체험하고 있다. 가끔은 목숨을 걸어야 할 수 있는 일이다. 야속한 말이지만 남편은 그저 지켜보며 도울 수 있는 만큼을 돕거나, 응원의 말을 할 뿐이다. 물론 얼마나 도와주느냐에 따라 아내가 체감하는 사랑의 정도는 다를 것이다.

아내의 몸속에서 아기가 쑥쑥 자라는 동안 아내는 많은 일들을 겪는다. 어느새 입덧을 시작해 괴로움의 시간을 보내고, 때 아닌 졸음에 힘겨운 싸움을 하는 기간도 있다. 임신 초기에 겪는 변화는 처음이기에 더욱 힘들다. 물론 둘째를 가질 때 '한 번 해봐서' 덜 힘든 것도 아니다. 힘들어하는 아내를 바라보며 안타까움을 갖는다. 하지만 중기 이후에는 아내의 처절한 고통을 눈으로 확인할 수 있다.

아내의 외적 변화가 먼저 눈에 들어오기 시작한다. 뱃속 태아가 크고, 양수도 늘어나면서 배가 점점 불러오는 것은 지극히 당연한 일이다. 처음에는 배보다 가슴이 먼저 커진다. 할리우드 스타만큼 볼륨 넘치는 아내의 가슴을 보며 흐뭇한 미소를 지을 수도 있지만, 가슴만큼 불러오는 것은 그 아래의 배, 그리고 살들이다.

아내는 태아에게 충분한 영양을 공급하기 위해 마구 먹어대기 시작한다. 빠른 속도로 몸이 불어나지만, 아무도 말리는 이는 없다. 산모가 밥을 잘 먹지 못하는 것보다 분명 식성이 좋은 것은 보기 좋을 수밖에 없다. 임산부라면 대부분 체중이 늘어나고, 임신 전과 비교해 몸이 불어난다. 집안의 어른들은 "홀몸이 아니니 잘 먹어야지"라는 말만 한다. 무관심한 일부 남편들은 임신을 했으니 당연히 배가 부르고, 살이 찔 수도 있고, 출산 후에는 가라앉을 것이라고 생각하겠지만, 이는 결코 단순한 일이 아니다.

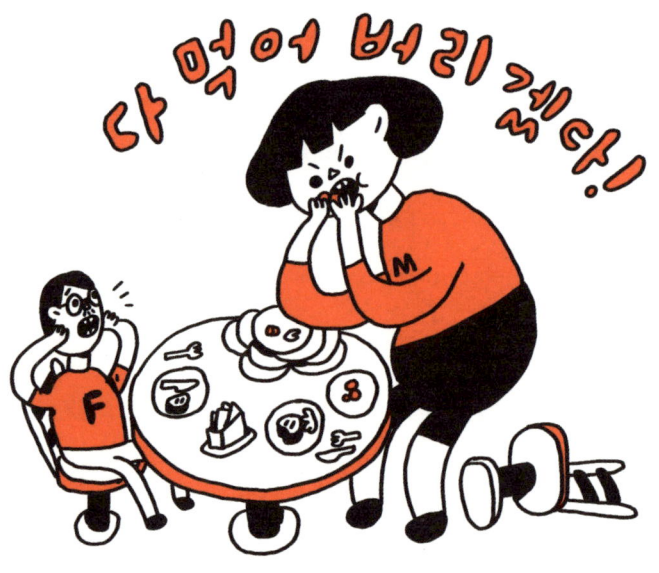

 아내는 평소와 달리 빠른 속도로 몸이 늘어나면서 살이 터지는 '살트임' 현상으로 마음고생을 한다. 배, 팔, 다리, 허벅지, 팔뚝 등 살이 늘어날 수 있는 신체 부위라면 어디나 살트임 현상이 일어난다. 아내는 내적으로 '임신 전에는 내 몸매도 탱탱했는데, 이제 정말 아줌마가 되어가네' 등의 마음으로 우울증에 빠질 수도 있다. 아내에게 굳이 "누구나 임신을 하면 생기는 살트임이니 자연스럽게 받아들여"라고 말하지 말자. 오히려 상처가 된다. 백 마디 말 대신 아내의 살트임을 막기 위한 적극적인 행동으로 당신의 마음을 보여준다면 사랑받는 남편이 될 수 있다.

시중에는 다양한 튼 살 방지 크림, 오일 등이 출시되어 있다. 프랑스, 미국, 영국, 호주 등 수입 제품도 많지만, 국산 제품이 효능이 좋은 것으로 알려져 있다. 아내가 구입하기 전에 남편이 먼저 구입해 선물한다면 아내가 감동의 눈물을 흘릴지도 모른다. 물론 여기서 끝내면 80점짜리다. 매일 저녁 아내의 배를 비롯한 튼 살 부위를 직접 남편이 튼 살 크림으로 마사지해줄 것을 권한다. 몸이 점점 무거워지는 아내는 시간이 갈수록 거동이 불편해져 스스로 크림을 바르는 일이 여간 쉽지 않다.

남편이 직접 마사지를 해주며 낮 시간 동안 나누지 못한 대화도 나누고, 임신 기간 줄어든 스킨십까지 자연스럽게 나눌 수 있다. 대화 도중 간혹 아내가 튼 살 때문에 우울해한다면 "괜찮아~ 피부과 가면 레이저로 다 지울 수 있다더라! 내가 나중에 해줄게!"라고 말하자. 아내에게 미소를 이끌어낼 수 있을 것이다. 임신한 아내의 우울증은 남자 하기 나름이다! 단, 레이저 시술에 대해서는 '나중'이라고만 하고 정확한 일시는 명시하지 말자.

· 예비 아빠를 위한 생존 Tip! ·

아내의 튼 살,
영광의 훈장이다

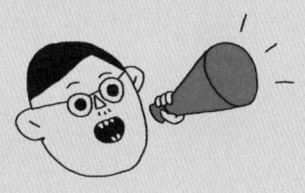

개인에 따라 차이가 있겠지만 여성들은 자신의 외모에 일어나는 변화에 민감하다. 당연한 일이다. 여러 가지 요소들이 임신과 출산을 전후해 우울증으로 이어지는데, 아내의 튼 살은 상당히 많은 영향을 끼치고 있다. 한 번 튼 살이 쉽게 돌아오지 않을 것이라는 생각 때문이다. 시간이 흐르면 튼 살의 자국들이 희미해지지만, 아내는 정신적 충격 혹은 트라우마에서 쉽게 벗어나지 못한다.

아내만큼 충격적인 것은 남편도 마찬가지다. 처녀 시절 가졌던 백옥 같은 피부, 미끄러질 것처럼 티끌 하나 없던 아내의 배, 다리, 허리에 온통 튼 살이 생겼다. 마치 수박의 세로 줄무늬를 그대로 옮겨놓은 것 같다. 다른 사람은 임신과 출산을 해도 매끈한 것 같던데, 아내만 유독 그렇게 느껴진다면 어쩌면 그것은 남편의 책임일 수도 있다. 그렇게 튼 살들이 많아질 때까지 혹시 지켜만 보며 방관하지는 않았는지 돌아봐야 한다.

혹자는 튼 살 때문에 아내에 대한 성적 욕구가 줄어드는 경우도 있다고 한다. 특별한 방법이 없다. 스스로 마음을 고쳐먹어야 한다. 아내의 튼 살은 아내가 게을러서도 아니고, 죄를 지어서도 아니다. 새로운 생명을 이 세상에 내놓기 위해 기꺼이 자신의 젊음과 아름다움을 던진 것이다. 당신과의 소중한 사랑의 결실을 위해 그깟 외적 아름다움은 충분히 던질 수 있었던 것이다. 당신이 아내를 사랑해온 이유를 되돌아보자. 백옥 같은 피부 때문에 아내를 사랑하지는 않았을 것이다. 아내의 튼 살은 사랑의 열매를 위한 영광의 훈장이다.

화장실에서 오랜 시간을 보내는 아내를 타박하지 말자

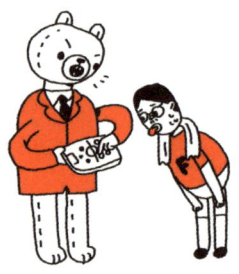

 부부 사이가 아무리 각별하다고 해도 보여주고 싶지 않는 부분, 숨기고 싶은 부분은 있기 마련이다. 특히 자칫 자존심을 건드릴 수 있는, 아주 원초적인 사안이라면 더욱 그렇다. 임신 중 아내는 많은 질병에 노출될 수 있다. 감기, 몸살, 두통, 치통 등 임신 전에도 노출될 수 있는 질병은 물론 임신성 당뇨 등 임신으로 인한 질병이 있다.

 임신 전에도 여성들은 남성들에 비해 변비로 많은 고생을 한다. 충격적인 것은 성인 남성 중 일부는 '변비'가 무엇인지 잘 알지 못하는 경우도 있다는 것이다. 변비는 간단하게 말해 변이 잘 나오지 않는 것이다. 남자보다 여자가 많이 겪는 질환이다. 아내가 화장실에 가서 오랜 시간을 보내는 이유는 화장을 고치기 위함이기도 하지만, 가끔 잘 오지 않는 반가운 '신호'를 맞이해 일생일대의 사투를 벌이고 있기 때문인 경우도 있다.

하지만 남편에게 "똥이 잘 나오지 않아서 힘들어"라고 편하게 말하는 아내는 많지 않을 수도 있다. 특히 '변비'가 무엇인지 겪어보지 못했을 정도로 평생 활발한 장 운동 속에 살아온 남편이라면 이해를 하지 못할 수 있기 때문에 더욱 조심스럽다. 센스 있는 남편이라면 적당히 모르는 척 할 줄도 알아야 한다. 그리고 무엇보다 중요한 것은 '이해'다. "여자들은 도대체 화장실에서 도대체 뭘 하기에 그러느냐"는 말은 아내의 마음속 깊은 곳에 차곡차곡 쌓여 복리 이자까지 함께 더해져 바가지로 돌아올 것이다.

임신 후 여자들의 변비는 더 심해진다. 임신 전에 변비로 고생했다면 더욱 그렇다. 특히 배가 조금씩 불러오는 20주 이후로 아내의 고통은 심해진다. 임신한 아내는 식습관도 변하고, 수분 섭취도 예전보다 적게 하게 된다. 의도한 변화는 아니다. 호르몬을 비롯한 각종 신체 변화에 따른 자연스러운 반응일 뿐이다. 다양한 변화는 결국 배변 활동에도 영향을 준다. 뱃속 아기가 커짐에 따라 자궁도 늘어나고, 전체적인 배의 크기가 커지면서 장이 눌리고 대장의 운동이 느려진다.

사실 임신 중 겪는 아내의 변비는 어쩔 수 없는 과정이다. 하지만 남편조차 '무엇이든지 알아서 잘 하는 당신이 홀로 훌륭히 이겨내야 할 일'로 치부해서는 안 된다. 임신과 출산의 과정을 함께 이겨내기로 한 이상 최대한 이해하고, 협조를 해야 한다. 아내는 내가 눈을 감는 순간까지 겪지 못할 임신과 출산을 겪고 있다.

아내의 배변 욕구가 있을 때 "참아"라는 말을 하는 대신 당장 화장실에 갈 수 있도록, 충분한 시간을 보낼 수 있도록 배려하자. 더불어 아내가 최대한 많은 물을 섭취하고, 과일과 야채를 충분히 섭취할 수 있도록 함께 먹고 마시는 것이 좋다. 변비로 인해 받는 스트레스 역시 아내가 받는 스트레스고, 이는 태아에게 전달될 수 있다. 최대한 아내를 받드는 것이 바로 내 분신을 위한 길이라고 생각하자.

뭐? 변비도 모자라 치질까지 걸렸어?

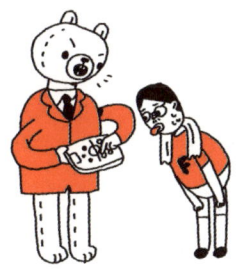

　변비는 약과다. 치질은 아내에게 정말 고통스러운 질병이다. 더불어 아내의 입장에서는 남편에게 말을 꺼내기 더욱 힘든 질병이다. "자기야 변이 잘 나오지 않아"보다 "똥구멍에 뭐가 튀어나왔어"라는 말이 남편에게는 더욱 충격적일 수 있기 때문이다. 혹시 여성으로서의 신비감이 완전히 사라져 성적인 매력을 더 이상 느끼지 못할 수도 있다는 우려를 할 수도 있다. 중요한 사실은 받아들이는 남편의 인식이다.

　항문 질환은 결코 더러운 것이 아니다. 머리부터 발끝까지, 신체

곳곳에서 발생할 수 있는 수많은 질병 중 흔하디흔한 한 가지다. 항문에 생겼을 뿐이다. 편견을 버리고 접근해야 한다. 누구나 항문은 하나쯤 있고, 남자들도 치질에 많이 걸린다.

일반적으로 치질의 원인 중 하나는 대변을 보기 위해 항문에 힘을 주는 시간이 과도하게 지속되는 경우, 복부에 압력이 증가되는 경우, 골반 바닥이 약해진 경우 등이다. 임산부인 아내의 치질은 이 세 가지 경우에 모두 포함된다. 변비로 인해 오랜 시간 항문에 힘을 줬고, 뱃속 태아로 인해 대장에 압력이 가해졌다. 골반 바닥 역시 평상시에 비해 상당히 약해졌다. 결국 항문 주변의 혈류가 자연스럽게 흐르지 못하는 현상이 지속되며 치질에 걸린다. 치질의 고통은 겪어본 자라면 누구나 알 수 있을 것이다.

아내는 변비에 비해 한 단계 높은 부끄러움 때문에 치질에 대한 고민을 남편에게 쉽게 털어놓지 못할 수도 있다. 더불어 임신 중 치료에 대한 부담, 혹은 수술에 대한 부담 때문에 말을 꺼내지 못할 것이다. '혹시 뱃속 아기에게 무리가 가지 않을까' 하는 엄마의 보호본능이다. 하지만 오래 끄는 것만큼 미련한 일은 없다. 발견 초기에 빠르게 대응하면 태아에게 영향을 주지 않는 한에서 약물 치료도 가능하다. 간단하게 해결할 수 있는 일을 수치심 때문에 전전긍긍하다가 결국 원치 않는 수술을 하거나, 그저 고통을 견뎌야 하는 경우까지 갈 수도 있다.

아내가 치질을 겪기 전에 남편이 미리 정보를 공유해주는 것이 좋다. 여전히 이야기를 꺼내기가 민망하다면 "회사 동료의 아내가 임신 중 치질에 걸려서 고생을 했더라. 초기에는 쉽게 치료가 가능한데 시기를 놓쳤다"고 넌지시 이야기하며 자연스럽게 대화를 유도하자.

치질 예방 및 치질 환자에게 좋은 아이템이 있다. 마치 도넛처럼 생긴 '치질 방석'. 아내의 항문 건강을 위해 센스 있게 이 방석을 선물해보자. 웬만한 인터넷 쇼핑 사이트에서 쉽게 구할 수 있다. 만약 아내의 치질이 벌써 진행되었다면 산부인과 담당 의사에게 문의하고, 전문적인 치료를 요할 만큼 진행이 된 상태라면 대장항문과 전문의와도 상의하자.

임신 중 치질에 대한 대처는 치료보다 증상 악화를 막는 것이 주된 방법이다. 아내의 치질이 초기라면 남편이 물을 받아 아내가 좌욕을 할 수 있도록 돕는 것도 좋다. 하루 1~3회 정도 따뜻한 물에 괄약근 운동을 하라고 일러주자. 물론 물은 깨끗해야 한다. 아예 임신 전부터 비데를 이용하는 것도 좋다. 하지만 임신 중 너무 물살이 강한 비데 기능을 사용하면 오히려 좋지 않을 수도 있다.

임신 중 치질보다 더욱 힘든 것은 출산 후다. 임신 기간 중 치질을 겪지 않았다고 해도 출산 과정에서 치질이 발생하는 경우가 있다. 물론 임신 중 치질이 있다면 출산 후에는 더욱 심해진다. 대부분 출산 2개월 이내에 가라앉지만 심한 통증이 지속된다면 수술을 해야 한다. 하지만 수술 역시 쉽게 할 수 없는 것이 모유 수유에 대한 우려 때문이다. 수술과 항생제 복용 등으로 최소 일주일 정도는 수유가 불가능하기 때문에 임신 초기부터 치질을 잘 관리하고, 식이섬유와 유제품 섭취를 늘려 배변 활동이 원활할 수 있도록 관리해야 한다. 아내가 자꾸 고기를 찾는다면 야채도 함께 입에 넣어주는 남편의 센스가 필요하다.

중요한 것은 임신 중 발생하는 어떠한 질병이라도, 어떠한 상황이 닥치더라도 아내가 남편에게 편하게 털어놓고 상의할 수 있도록 꾸준한 대화를 통해 소통과 교감의 환경을 조성하는 것이다. 임신 전까지 그런 환경이 갖춰지지 않았다면, 임신을 기회로 교감을 늘리자.

• 예비 아빠를 위한 생존 Tip! •

아내의 임신은 무죄, 폭식은 유죄

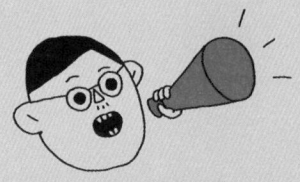

임신 기간 중 가장 경계해야 할 것 중 하나는 바로 홀몸이 아니라는 이유에서 오는, 아내에 대한 관대함이다. 평소 한 공기의 밥을 먹던 아내가 몸속에 아이를 갖게 된 후 한 공기 반, 두 공기를 먹는 모습을 그냥 보고만 있어서는 안 된다. 물론 임산부가 잘 먹는 것은 보기에도 좋고, 중요한 일이다. 하지만 무작정 잘 먹는 것보다 균형 잡힌 영양소를 섭취하는 것이 더욱 중요하다. 더군다나 급격한 체중 증가는 아내에게 좋지 않다. 변비, 치질, 임신성 당뇨, 임신중독증 등 좋지 않은 질병에 걸릴 위험이 있다. 하지만 아내에게 직설적으로 "여보 그만 좀 먹어. 살이 너무 많이 찌고 있어"라고 했다가는 날카로운 창이 다시 나에게 날아올 것이다. 아무리 사실이라고 해도 해서는 안 될 말이다.

아내와의 저녁 식사에 앞서 "이제부터 밥은 내가 퍼서 줄게~ 자기는 앉아 있어"라고 접근하자. 그러고는 아내가 쉽게 눈치를 채지 못하게 조금씩 밥공기에 들어가는 밥의 양을 줄여보자. 더불어 아내에게 "야채가 먹고 싶어" 혹은 "샐러드가 먹고 싶어"라는 말을 전해 스스로 섬유질이 많은 반찬을 상에 올리도록 유도하는 것도 좋다. 그리고 과자나 각종 군것질거리에서 아내가 떨어질 수 있도록 돕자. 아내가 집에 사놓는 대로 남편이 모조리 먹어 치우는 것은 원초적인 방법이다.

마지막으로 저녁 시간 아내와 30분 정도 산책을 할 시간을 낼 수 있다면 금상첨화일 것이다. 아내는 임신 후반기로 갈수록 체중이 늘어나 근육에 경련이 올 수 있다. 여기에 음식 섭취까지 겹치면 그 파급은 대단할 것이다. 하지만 주기적인 산책을 통한 적절한 유산소 운동은 건강한 출산에 도움이 될 것이다. 당신의 건강에도 도움이 될 것이며, 산책을 하는 동안의 대화 역시 부부관계에 좋은 영향을 끼칠 것이다.

외부의 충격으로부터 아내의 배를 지켜라!

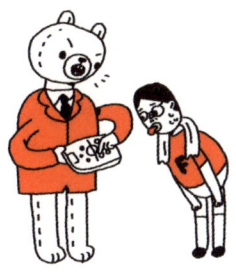

아내는 더 이상 홀몸이 아니다. 민감해진 성격만큼 아내의 몸 역시 외부의 자극에 민감하게 반응한다. 임신 초기 유산의 원인으로 내적 요인이 많다면 중기 이후부터는 외적 요인도 신경을 많이 써야 한다. 물론 좋은 것을 먹고, 좋은 것을 보고, 좋은 생각만 하는 것은 기본이다. 배가 조금씩 불러오고 누구나 임산부임을 알아차릴 수 있을 때 즈음이면 아내의 '몸' 자체를 보호하는 것 역시 매우 중요하다.

배가 나오고 무게가 늘어남에 따라 중심을 잡기도 쉽지 않고, 빠르게 걷는 일도 쉽지 않다. 뛰는 일은 되도록 자제하는 것이 좋다. 떨

일을 만들지 말고, 뛰어야 하는 상황이라면 아내 대신 남편이 뛰자. 무거운 물건을 들어 배에 무리가 가는 일도 줄여야 한다. 가끔 임신 기간 중 피치 못할 사정으로 이사를 가는 경우도 있는데, 철저하게 포장 이사에 맡기고, 아내의 몫까지 모두 남편이 소화하는 것이 좋다. 피로 누적은 임산부에게 무서운 적이다.

물론 가장 보호해야 할 신체 부위는 아내의 '배'다. 배가 어느 정도 나온 아내가 너무 꽉 끼는 옷을 입었다면, 조금 느슨한 옷을 입을 수 있도록 유도하는 것이 좋다. 처녀 시절 스키니 진을 너무 사랑한 나머지 임산부가 된 후에도 멋을 추구한다며 스키니 진을 즐겨 입는 아내들이 간혹 있다. 초기에는 무방할 수 있지만, 배가 조금씩 나온 이후에는 배를 너무 압박하는 것이 좋지 않다.

배를 항상 따뜻하게 보호할 수 있는 거들, 복대형 상품들 역시 시중에 많이 출시되어 있으니 아내에게 직접 추천을 해주는 것도 좋다. 출산 후에도 산후풍을 예방하는 용도로 일정 기간 동안 착용할 수 있다. 더불어 배가 나옴에 따라 착용이 가능한 임부용 속옷이 나오는데, 배를 감쌀 수 있을 만큼의 크기다. 아내가 혹시 준비를 하지 않았다면 함께 쇼핑에 나서보자.

임산부들은 전업 주부뿐만 아니라 직장을 다니는 경우도 많다. 때문에 온종일 컴퓨터, 태블릿 PC, 스마트폰 등에 노출되는 경우가 많은데, 최근에는 이로 인해 태아에게 과도한 전자파가 전해져 좋지 않은 영향을 미친다는 의견도 있다. 이를 방지하기 위해 임산부용 전자파 차단 밴드(복대), 앞치마 담요 등이 출시되어 있다. 전자파의 영향 및 효과에 대해서는 의견이 분분하다. 산부인과 전문의 역시 각자의 의견이 다르다. 개개인의 신념에 맞게 선택을 하면 된다.

잠버릇이 심한 남편이라면 자신도 모르게 자다가 아내의 배를 강타할 수도 있다. 꿈과 연계될 수도 있다. 꿈에서 월드컵 결승에 출전해 포르투갈의 공격수 크리스티아누 호날두처럼 멋지고 강하게 프리킥을 날렸는데, 공교롭게 현실에서 아내의 배에 충격을 주는 불상사가 일어나서는 안 된다. 단순하게 사과를 하고 끝날 일이 아니다. 임신 자체에 영향을 줄 수도 있다. 불안하다면 아예 임신 기간 동안 한 방에서 아주 멀리 떨어져 자거나 각방을 쓰는 것도 불사하자. 아내와 아이를 지키기 위한 일이다. 잘 곳이 여의치 않다면 아예 거실에서 잠을 자도 어쩔 수 없다. 대신 아내에게 남편이 불쌍해 보일 수 있는 효과가 있다. 반찬이 좋아질 것이다.

· **예비 아빠를 위한 생존 Tip!** ·

내면을 지켜주는 것도
결국 남편의 몫이다

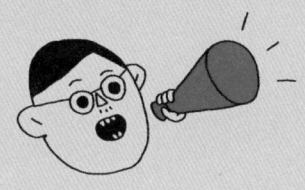

이 세상의 남편들은 정말 해야 할 일이 많다. 직장과 사회에서는 유능한 구성원이 되어야 오래도록 가족을 먹여 살릴 수 있다. 그렇다고 가정을 소홀히 할 수도 없다. 가정에서는 능력 있고 자상한 남편이 되어야 한다. 집에서 회사로 출근하고 다시 회사에서 집으로 출근하는 기분을 느낄 수도 있을 것이다. 생각하기 나름이겠지만, 불쌍하게 보이는 것도 사실이다. 하지만 보편적인 가장이라면 피할 수 없는 현실이다.

홀몸이 아닌 아내의 신체를 티끌 하나 다치지 않도록 잘 돌보는 것도 힘든데, 내면까지 돌봐야 한다. 아내도 성인이고, 충분히 자신을 돌볼 수 있는 동물이다. 하지만 부부이기에 아내가 스스로 모든 것을 해결하게 두면 안 된다. 그것은 방치에 가까운 일이다. 아내의 내면에 우울함 혹은 또 다른 모습의 부정적인 기운이 들고 있음을 인지했다면, 가만히 두어서 될 일이 아니다. 상처는 작을 때 치료하는 것이 옳다. 대화를 많이 하자. 이야기를 많이 하는 것도 좋지만, 아내의 이야기를 잘 들어주는 것 역시 중요하다.

임신 10개월은 마치, 달걀을 세 손가락으로 쥐고 100m를 전력 질주하는 것과 같다. 달걀 속에는 새로 태어날 아이도 들어 있고, 아내도 들어 있다. 앞만 봐서도 안 되고, 달걀만 봐서도 안 된다. 한 눈으로는 앞을 보고, 또 한 눈으로는 달걀을 보면 좋겠지만, 가능한 사람은 지구상에 많이 존재하지 않는다. 바쁘게 앞을 보고, 또 달걀을 봤다가, 다시 앞을 보길 무한 반복해야 한다. 눈이 빠질 것 같은 피로감이 몰려오고, 무엇이 무엇인지 도저히 분간이 가지 않는 상황이 10개월간 이어진다. 정신 바짝 차리고, 하나라도 놓쳐서는 안 된다.

미안해 다롱아! 널 경계해야겠어!

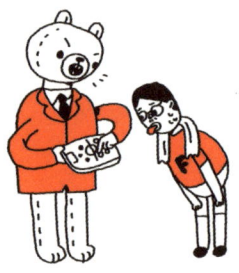

　임신을 한 부부 중 애완동물을 키우고 있는 부부라면 한 번쯤 고민에 빠지게 된다. 애완동물로 인해 아내 혹은 뱃속 아이에게 좋지 않은 영향이 갈 수도 있을 것이라는 불안감 때문이다. 결론부터 이야기하자면, 전혀 영향이 없는 것은 아니다. 가장 대중적인 애완동물인 강아지와 고양이의 몸 안팎에 살고 있는 기생충, 세균, 털 등에 대한 걱정이 앞서는 것은 당연한 일이다. 수많은 위험 요소 중 특히 몇 가지 기생충은 임산부가 아닌 일반인에게도 감염될 수 있다. 꼭 산모가 아니더라도 평소에 조심해야 할 부분이다.

특히 경계할 것은 고양이다. 강아지와는 조금 이야기가 다르다. 고양이에게 존재하는 톡소플라즈마라는 원충이 임신 중 산모에게 감염될 경우 태아의 기형을 유발하는 사례가 있다. 만약 부부 혹은 아내가 오래전부터 고양이를 길렀기에 모두가 이미 톡소플라즈마에 노출되어 있고, 항체가 생성되어 있다면 임신 중 다시 톡소플라즈마에 노출되어도 영향이 크지 않을 수 있다.

하지만 만약 아내가 고양이 혹은 톡소플라즈마에 전혀 노출된 적이 없다면 임신 중 감염은 예상보다 치명적일 수 있다. 작은 위험에서 시작된 파장은 원치 않는 최악의 일로 이어질 수 있다. 저체중아, 빈혈, 신경관계 손상, 간질, 지능저하, 망막염 등이 발생할 수도 있다. 톡소플라즈마에 대한 감염 비율은 임신 초기에 비해 후기로 갈수록 높아지니 어느 순간에도 경계를 늦추지 말아야 한다.

또한 털에 대한 우려도 있다. 동물의 털이 호흡을 통해 산모에게 전해지면 기관지에 좋지 않고, 태아에게도 영향이 간다는 의견이 존재한다. 하지만 애완동물의 털은 대부분 코의 점막에서 걸러진다. 정작 문제는 털이 아니라 털에 존재하는 진드기다. 물론 진드기는 이미 일정 수준 이상 집에 존재한다. 이불, 베개, 카펫, 커튼 등에 살고 있는

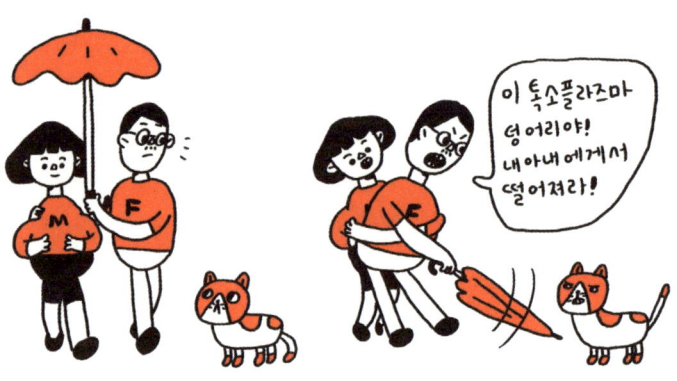

데, 과도하지 않은 이상 인체에 무해하다. 다만 아내가 특정 애완동물에 대한 알레르기를 가지고 있다면, 동물의 털은 문제가 될 수도 있다. 때문에 아예 시원하게 애완동물의 털을 밀어버리는 경우도 있다.

강아지, 고양이 할 것 없이 함께 살아야 하는 반려동물이라면 임신기간과 출산 초기에는 잠시 떨어졌다가 일정 시간이 지난 후 다시 만나는 것이 좋다. 함께 오래도록 행복하기 위한 잠깐의 이별이라고 생각하자. 만약 애완동물과 떨어질 수 없는 상황이라면 철저한 위생 관리가 중요하다. 아내가 톡소플라즈마에 대한 항체가 있는지 확인하고, 근처 동물병원에 애완동물을 데려가 상황을 설명하자. 내, 외부 기생충에 대한 구충을 철저히 하고 목욕과 일상 관리를 철저히 해야 한다.

애완동물과의 공생이 쉽지 않은 것은, 비단 질병 때문만은 아니다. 엄마와 아빠의 에너지를 100% 쏟아도 쉽지 않은 것이 육아인데, 애완동물까지 돌본다는 건 현실적으로 상당히 어렵다. 더불어 애완동물 역시 감정을 가지고 있기에 출산 후 모든 관심이 새로 태어난 아이에게 쏟아지면 질투를 할 수 있다. 질투는 동물에게 폭력성으로 이어진다. 아무리 평소 얌전했던 애완동물이라고 해도 순식간에 아이를 할퀴거나 물어버릴 수 있다. 때문에 서열에 대한 확실한 교육이 필수다.

그럼에도 불구하고 상황이 좋아지지 않는다면, 선택을 해야 한다. 아내와 아이, 혹은 애완동물 중 하나는 집을 나가야 한다. 아이가 조금 더 크고 난 이후에 애완동물을 키우는 것도 나쁜 선택은 아니다. 그렇다고 임신을 이유로 개와 고양이를 길거리로 쫓아내라는 것은 아니다. 중요한 것은 생명에 대한 존중이다. 새로운 생명으로 인해 정든 애완동물과 이별을 해야 한다며 행복하게 살 수 있는 새로운 주인을 찾아주자.

후반전 29~40주

아내는 원한다.
마지막까지 화려한
남편의 원맨쇼!

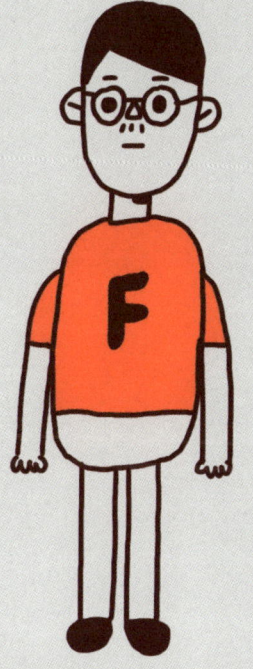
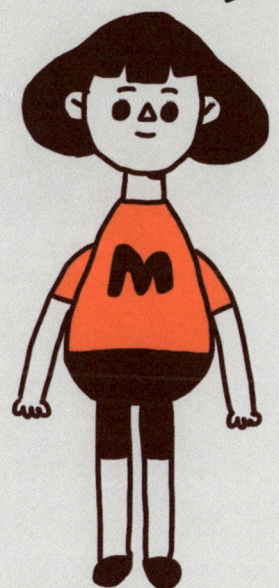

! 임신한 아내는 시간이 지날수록 호리병 몸매에서 항아리형 몸매로 변한다. 남자들은 잘 이해하지 못하지만 여자는 언제 어디서나 남들에게 예쁘게 보이기를 원한다. 남편이 할 수 있는 일은 뭘 입든지 "예뻐, 잘 어울려"를 반복하는 일이다.

임신에 대처하는
유능한 아빠양성

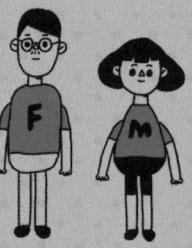

고지가 보인다. 힘내라 내 새끼!

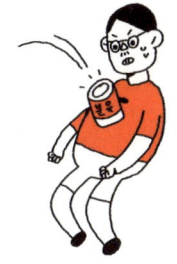

 모든 시간은 지난 후에 돌아보면 짧다. 임신과 출산에 필요한 10개월이라는 생물학적 시간 역시 마찬가지다. 하지만 각각의 시기에 따른 변화가 다르고 대처할 것도 다르다. 이제 아내는 임산부로서의 생활에 익숙해져 있다. 남편은 여전히 '예비 아빠'라는 타이틀이 어색하지만 조만간 아빠가 될 것이라는 숙명을 받아들이고 있다. 적응의 동물인 인간은 임산부, 임산부 남편으로서의 생활에 충분히 적응했다.

 하지만 여전히 아내는 신경질 덩어리다. 임신한 배는 정말 터질 것처럼 나왔고, 살트임은 더욱 심해진다. 아내는 마치 하마처럼 트림을 하고, 화장실에도 자주 간다. 소변 보는 빈도는 높아지고, 대변을 위해 한 번 화장실에 가면 도통 나올 줄 모른다. 여전히 졸음과 잠에 취해 남편의 출근길 아침밥을 건너뛴 지 오래인 아내는 이제 심지어 코까지 골고 있다. 바쁘고 피곤한 출근길, 아내가 야속하게 보일 수도 있지만 그만큼 아내는 피곤하다. 힘겨운 과정의 마지막을 향해 달려가고 있다.

출산과 동시에 마음껏 잘 수 있는 아내의 자유 역시 끝이다. 출산 후에는 밤낮 없이 아이를 보며 생애 마주한 적 없는 거대한 피로의 일상과 맞서 싸워야 할 것이다. 물론 아내는 결국 승리할 것이다. 단, 이런 일상이 최소 5년은 간다. 무서운 모성본능이 비현실적 힘의 원천이다.

28주 전후까지는 4주에 한 번 산부인과에 들렀다면, 30주 이후에는 2주에 한 번 산부인과에 가야 한다. 그리고 출산이 임박한 마지막 달인 36주 이후에는 매주 산부인과에 들러야 한다. 자주 병원에 가는 이유는 본격적으로 출산을 대비하기 위함이다. 산모가 정상적으로 출산을 할 준비가 되어 있는지, 태아가 안전하게 세상 밖으로 나와 인사할 준비가 되어 있는지를 예의주시해야 한다.

27주가 지나면 뱃속에 있는 아기는 웬만한 골격과 장기가 모두 형성되어 완성도를 높인다. 시각, 청각, 후각 등 각종 감각 기관들 역시 발달한다. 30~33주 기간에는 지방층이 발달한다. 피하지방을 비롯한 전신의 지방층이 두꺼워져 바깥 생활에 대한 준비를 하게 된다. 자연스럽게 아이와 산모의 몸무게도 늘어난다. 아내는 점점 몸이 무거워져 뱃속 아기의 움직임에 따라 눈에 뜨일 만큼 배가 들썩거리기도 한다.

35~36주 기간에는 손톱, 발톱, 머리카락도 자라난다. 더불어 엄마의 몸에서 면역을 위한 항체가 아이에게 전달된다. 역시 세상에 나오기 위한 중요한 준비 과정 중 하나다. 또 하나 중요한 과정이 이루어지는데, 폐의 발달이다. 폐 기능은 34주에 완성되어 아이가 세상에 나온 이후 폐호흡을 시작할 수 있도록 준비되어 있어야 한다. 36주 이후부터는 초음파를 통해 인상을 쓰거나 옅은 미소를 짓는 아이의 모습을 확인할 수 있다.

마지막 시기 아기의 변화만큼 중요한 것은 아내의 변화다. 자궁이 커짐에 따라 위와 심장 등 각종 장기들에 부담이 간다. 마치 입덧 초기처럼 소화도 잘 되지 않고, 가슴이 답답함을 호소하는 경우도 많다. 피로도 빠르게 느끼고, 고혈압 및 급격한 체중 증가도 경계해야 한다. 모든 혈액이 자궁을 중심으로 흐른다. 빈혈, 각종 염증에도 노출된 아내가 뱃속 아기를 걱정하는 만큼 자신을 돌볼 수 있도록 환경을 조성하자.

임신의 가장 마지막 단계다. 무엇보다 중요한 사실은 이 시기 이후부터는 언제라도 아이가 나올 수 있다는 것이다. 물론 36주에 아이가 나오면 조산이다. 하지만 양수가 터질 수도 있고, 예상치 못한 자궁 수축이 발생해 출산으로 이어질 수도 있다. 마음의 준비를 단단히 해야 한다.

아내와 함께 부모로서, 일생일대의 시간을 보낼 아내의 남편으로서, 임신이 아닌 '출산'의 순간과 그 이후에 대한 준비를 해야 한다. 급작스럽게 다가올 출산의 순간에 대한 시뮬레이션, 이미지 트레이닝 등을 혼자 혹은 아내와 함께하며 역사적 순간을 기다리자.

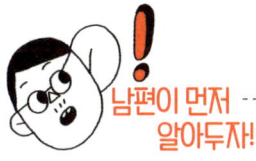
남편이 먼저 알아두자!

▶ **마지막까지 검사는 꼼꼼하게!**

초음파 검사 : 태아가 임신 주에 맞게 자라고 있는지 확인하고 양수의 상태와 태동을 체크한다. 말기에는 태아가 머리부터 나오는 위치에 있는지 확인한다. 시기에 맞는 정밀한 검사를 통해 뇌수종, 종양, 콩팥 이상, 기형 유무 등을 검사한다.

단백뇨 검사 : 임신 초기부터 지속적으로 행한 소변 검사의 방식으로 단백뇨를 체크한다. 팔, 다리 혹은 온몸에 부기가 빠지지 않으면 임신중독증을 의심한다.

질염 검사 : 질염이 있다면 출산 과정에서 감염 가능성도 높아진다. 치료 가능할 경우 치료를 하고 그렇지 않다면 자연분만이 아닌 제왕절개를 택해야 한다.

태아 안녕 검사(NST) : 당뇨병, 태아 발육 부전 등 고위험 임신의 경우에는 일주일에 2회 정도 시행한다. 임산부의 배에 특수한 장치를 부착해 태동이 느껴질 때 산모가 스위치를 누름으로써 태동을 통해 심박 변동을 측정한다.

도플러 혈류속도 파형 검사 : 역시 고위험 임신에 주로 시행한다. 자궁 동맥, 대동맥, 탯줄, 뇌혈관 등 태아의 주요 혈관에 혈액 공급 상태가 어떠한지 분석해 태아의 발달을 분석한다. 태아에게 이상이 있을 경우에만 시행한다.

분만 전 검사 : '막달 검사'라고도 한다. 혈액과 소변을 채취하고 심전도 검사를 통해 출산을 위한 최종 컨디션을 체크한다.

여자는 'D라인'도 뽐내고 싶다

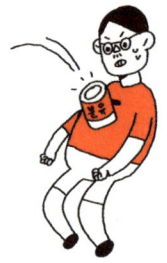

임신한 아내는 시간이 지날수록 호리병 몸매에서 항아리형 몸매로 변한다. 뱃속 아기를 지키기 위해, 조금 더 편안하게 생활하기 위해 무조건 헐렁한 옷을 입고 '항아리 핏(fit)'을 뽐내는 것은 옛날 이야기다. 남자들은 잘 이해하지 못하지만 여자는 언제 어디서나 남들에게 예쁘게 보이기를 원한다. 배가 나올수록 평소에 입던 옷은 더욱 못 입게 되고, 세상에 나온 모든 예쁜 옷들을 입을 수 없다는 생각에 우울증에 빠지기도 한다. 가끔 백화점에 가서 여성복 매장을 둘러보면 아내의 우울함은 더욱 커진다. 허리 라인을 강조한 옷들, 아내에게는 해당사항이 아니다.

다행히 최근에는 임부복도 하나의 패션으로 승화(?)가 됐다. 수많은 브랜드들이 멋진 임부복을 출시해 임신한 D라인을 보호함과 동시에 뽐낼 수 있도록 했다. 삐딱하게 상술로만 볼 수도 있다. 하지만 반대로 보면 여성들이 임신 기간 동안 산뜻한 마음으로 자신을 뽐낼 수 있도록, 당당하게 그 시간을 즐길 수 있는 요긴한 수단이기도 하다. 아내가 헐렁한 박스 티에 몸뻬만 입고 다녀도 무방하다면 당신은 무심하기 짝이 없는 '센스 0점'의 남편이다.

세련되고 심플한 멋을 강조한 임부복을 출시하는 패션 브랜드들이 100% 아내의 사정에 맞는 조건은 아닐 것이다. 임부복에도 나름대로의 선택 기준이 있다. 아내와 함께 태교 삼아, 데이트 삼아 직접 밖으로 나가 함께 임부복을 고르자.

물론 평소 아내가 입는 옷들 중에서도 임부복으로 적합한 옷들이 있을 것이다. 평소 여성의 원피스들은 대부분 허리 부분을 강조해 몸매를 돋보이게 한다. 하지만 이들 중에는 허리 부분이 느슨하거나 벨트 등이 있어 조절할 수 있는 것이 있다. 물론 아내가 알아서 선택할 것이니 남편이 할 수 있는 일은 뭘 입든지 "예뻐, 잘 어울려"를 반복

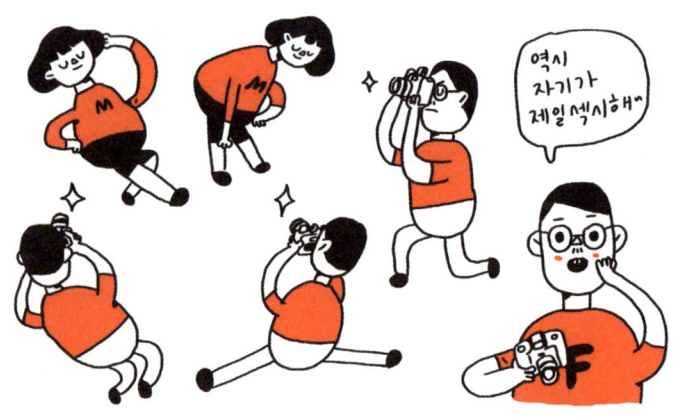

하는 일이다.

　임부복을 선택함에 있어 가장 먼저 고려해야 할 것은 단연 편안함과 위생이다. 일부 임부복들은 지나치게 멋을 강조한 나머지 아내에게 불편함을 야기할 수도 있다. 신축성이 좋은 소재를 선택하자. 더불어 몸이 무거워져 땀을 많이 흘리는 아내를 위해 면이나 마, 천연섬유로 된 임부복을 선택하자.

　평소 괜찮은 패션 감각을 가진 아내라도 임신 중에는 패션에 대한 신념이 흔들릴 수 있다. 무조건 "예뻐"를 외치지 말아야 할 때도 있다. 아내가 배로 향하는 시선을 분산시키기 위해 장식이 과다하게 달린 옷을 자꾸 찾는다면 한 번쯤 말리는 것도 좋다. 넘치는 장식은 촌스럽다.

아내가 임부복을 입는데 남편이 약간의 관심을 보여야 할 이유는 간단하다. 아내가 편안하게, 당당하게 그리고 예쁘게 임신 기간을 보낼 수 있도록 하기 위함이다. 더불어 누구나 아내가 임산부임을 알아봐 배려할 수 있다면 금상첨화일 것이다. 그리고 또 하나, 아내는 여자다. 배가 나와도 예뻐 보이고 싶다. 그 아름다움을 가장 먼저 알아차리는 사람이 남편이라면 최고가 아닐까.

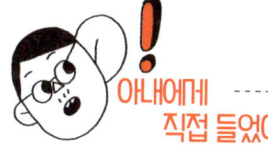
아내에게 직접 들었어요!

말 한마디에 천 냥 빚을 갚는다. 또 말 한 마디에 따귀 세례를 받기도 한다. 가정의 평화를 위해 아내의 마음에 잠시 다녀왔다. 간혹 입이 진실을 말하지 않을 때도 있다. 선의의 거짓말은 용서받을 수 있다.

▶ 남편에게 듣고 싶은 말

- 아니, 자기는 임신을 했는데도 어쩜 이렇게 엉덩이가 탱탱하지?
- 뒤에서 보면 임산부인지 모르겠어. 앞에서 보고 배를 봐야 알지.
- 지하철 타면 사람들이 양보 안 하지? 임산부 같지 않아~
- 역시 내가 마누라는 잘 만났지! 몸매가 그냥~

· 애 낳고 나면 살 금방 빠지겠어. 지금도 너무 말랐어. 고기를 좀 먹여야겠다.

▶ 남편에게 듣기 싫은 말

· 아무리 임신을 했다고 해도 너무 많이 먹는 것 같은데?
· 어차피 애 낳고 나면 살이 빠질 텐데 뭐 하러 옷을 사?
· 어차피 사지도 않을 옷인데 뭐 하러 봐?
· 그 살들이 나중에 과연 빠질지 나도 궁금하다.
· 이제 정말 아줌마 다 됐네~ 애 엄마니까 아줌마지!

아빠가 간다!
아빠의 태교는 '호들갑'이 아닌 '필수'

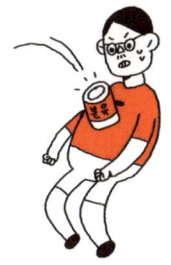

임신을 계획하기 전부터, 출산에 임박한 시기까지 건강한 아이의 출산을 바라는 엄마와 아빠의 태교는 계속된다. 태교(胎敎)의 사전적 의미는 '아이를 밴 여자가, 태아에게 좋은 영향을 주기 위하여 마음을 바르게 하고, 언행을 삼가는 일'이다. 사전적 의미에 따르면 마치 태교는 아내의 전유물인 것 같지만 남편도 함께 나름의 태교를 해야 한다. 먼저 아내가 정서적, 심적, 육체적 안정을 얻기 위해서는 아빠의 협조가 전적으로 필요하다.

아내를 돕는 것이 바로 아빠의 태교다. 대가족 사회였던 불과

20~30년 전만 해도 할머니, 할아버지는 물론 삼촌, 이모까지 함께 거주하며 다양한 사람들이 태교와 육아에 동참하고, 또 임산부를 도왔다. 하지만 현대 사회는 핵가족 사회가 두드러지기 때문에 예전처럼 다양한 자극과 도움이 상대적으로 결여되었다. 그래서 남편의 역할이 더욱 중요하다. 임신한 아내가 직장에 다니든, 전업주부이든, 임산부로서의 외로움과 고통을 공유할 가장 좋은 상대는 남편이기 때문이다.

아내의 안정을 위해 남편이 먼저 아내의 감정을 자극하는 일은 삼가해야 한다. 임신을 하면 365일 생리를 하는 여성과 같다. 사소한 일에 서러움을 느끼고, 우울증을 느낀다. 아내가 자신의 감정을 남편에게 잘 드러낼 수 있도록 편한 대화 상대가 되어줄 수 있어야 한다. 특히 전업주부인 경우 아내는 온종일 남편의 퇴근만을 기다린다. 직장에서 무슨 일이 있었는지, 사소한 것이라도 공유해 남편이 아내의 수다 본능을 풀어줘야 한다.

물론 무작정 수다스러운 것은 좋지 않다. 적절한 기술이 필요하다. 예를 들어 회사에서 점심에 맛있는 것을 먹었다면 "오늘 점심에 부장님이랑 삼계탕을 먹었는데, 정말 맛있었어. 다음에 팀원들이랑 가기로 했어"보다 "오늘 점심에 부장님이랑 삼계탕을 먹었는데, 정말 맛있었어. 같이 가자. 주말에도 하더라"가 좋다. 느낌과 생각을 단방향으로 이야기하는 것이 아니라 쌍방향으로 소통하고 공유해야 한다. 가능하다면 대화는 아내의 배를 자주 만져주며, 뱃속 태아까지 셋이 함께하는 대화의 시간으로 이끄는 것도 좋다. 가끔은 조금 오글거릴 수 있는 멘트를 섞어 웃음과 훈훈한 분위기를 연출하는 것이 좋다. 모두 아내의 안정을 위한 일이다. 결국 뱃속 태아에게까지 좋은 영향을 줄 것이다.

남편이 할 수 있는 또 하나의 중요한 태교는 아내와 함께하는 시간을 늘리는 것이다. 출산을 기다리는 모든 부부에게 공평하게 10개월, 280일, 하루 24시간이 주어지지만 그 시간을 채우는 모습은 모두 다르다. 사랑과 신뢰로 가득할 수도 있지만 그렇지 않은 부부의 모습도 이 세상에는 많이 존재한다. 남편의 역할에 따라 시간은 풍성해지고, 행복해질 수 있다.

부부가 함께 대화를 하고 감정과 삶을 공유하는 시간은 다다익선이다. 임신 전에 비해 많은 부분에서 제한을 받는 아내를 위해 전시회나 음악회를 함께 찾아 여유를 즐길 수 있도록, 정서적 안정을 찾을 수 있도록 돕자. 더불어 매일 아침저녁으로 밥을 하느라 힘든 아내를 위해 '깜짝 외식'을 마련하는 것도 좋다. 아내는 임신 말기로 갈수록 몸이 무거워지고 움직임이 둔해진다. 임신 전에는 거뜬했던 집안 청소, 요리 등 모든 일들이 아내에게는 점점 힘든 일로 변모한다. 아내가 대화 중 무엇을 먹고 싶다고 했었는지 잘 기억해두었다가 외식을 한다거나 임신 전 혹은 연애 시절 자주 들렀던 분위기 좋은 레스토랑 혹은 둘만의 추억이 담긴 장소로의 짧은 여행도 좋다. 출산용품을 준비하기 위해 아내와 함께 쇼핑에 나서는 것 역시 좋다. 결론은 둘만의 시간을 보내라는 이야기다.

둘만의 시간이 조금 지루하다면, 함께한 시간이 많아 뭔가 새로운 것을 원한다면, 이야기도, 쇼핑도, 산책도, 여행도 모두 해봤고, 뭔가 새로운 자극이 필요하다면 '출산교실'에 도전해보길 추천한다. 출산을 하는 산부인과, 산후조리원은 물론 전국 주요 시, 군, 구청 등 지방자치단체, 지역 보건소, 각종 대형마트와 백화점 내 문화센터에는 '부부 출산 교실', 혹은 '예비 엄마 아빠 교실' 등을 개설하고 있다. 산부인과와 지방자치단체의 경우 무료인 경우가 많다. 주중에는 임산부인 아내만을 위한 강좌가 주로 개설되어 있지만, 주중 야간과 주말에는 아내와 남편이 함께할 수 있는 강좌도 많다. 지식도 얻고, 부부가 함께하는 시간을 만들 수 있는 좋은 기회다. 더불어 출산을 앞둔 부부들과 함께 정보를 공유하고 친구가 될 수 있는 기회다. 거주지가 비슷하다면 출산 후에도 아내들끼리 혹은 남편들끼리 혹은 같이 꾸준히 교류하는 기회가 되어주기도 한다. 산부인과, 산후조리원 등에서 개최하는 출산 교실도 출산과 초기 육아에 대한 정보를 많이 얻을 수 있다. 분유제조사, 기저귀제조사 등 기업에서도 많은 산전 강연 프로그램을 내놓고 있는데, 일회성에 그치거나, 상업적인 목적으로 마무리되는 경우가 있으니 잘 알아보고 선택하자.

남편의 태교는 아내를 위함이기도 하지만 사실 남편 스스로 아빠가 되기 위한 몸과 마음의 준비를 위해 필요하다. 임신 기간 중 아내를 돌보는 일이 다소 귀찮거나 힘겹게 느껴진다면 출산 후의 삶은 더욱 피곤할 것이다. 아내를 돌보는 일과는 비교할 수 없는 삶의 변화가 출산 후 다가올 것이기에 적극적인 태교를 통해 스스로를 다져야 한다. 아빠가 하는 태교는 사실 아빠를 위한 태교다.

우리 아이가 발로 찼는데 말이야, 그래서 어쩌라고?

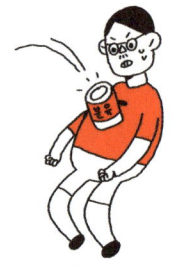

출산이 가까워질수록 아내 뱃속의 아기는 조금씩 완벽한 인간의 형상과 가까워진다. 세상으로 나올 준비를 하는 것이다. 아내와 남편은 아기에게 좋은 영향을 주기 위해 함께 다양한 태교를 하면서 아기와 교감한다. 하지만 현실적으로 남편이 함께 태교를 하고, 교감을 느낄 수 있는 순간은 많지 않다. 온종일 아이를 뱃속에 품고 있는 아내는 이르면 18주, 늦으면 22주 안팎에 태동을 느끼고 모성본능이 폭발한다.

물론 남편도 태동을 느낄 수 있다. 대략 24주 안팎의 시기에 아내의 배에 손을 대고 가만히 있으면 뱃속에서 움직이는 아기를 느낄 수 있다. 그 첫 느낌은 말로 설명할 수 없을 것이다. 30주가 넘으면 손과 발의 움직임, 뱃속에서 아기의 자세의 따라 아내 배 모양이 바뀌기도 한다. 30~34주 사이에는 태아의 움직임이 가장 많다. 움직임을 느낄 때마다 아빠는 희열을 느낄 수 있을 것이다.

초음파 검사 등을 통해 간혹 아기가 손을 쫙 피거나, 주먹을 쥐거나, 손가락으로 'V(브이)'자 만드는 모습을 보면 아빠들은 열광한다. 아기가 모종의 메시지를 보냈다며 호들갑을 피운다. 아직 태어나지도 않은 아들 혹은 딸이 천재인 것 같다는 둥, 인지 능력이 대단하다는 둥 팔불출이 따로 없다. 마음껏 좋아하고, 순간을 즐겨도 좋다. 하지만 공감을 할 수 있는 상대를 찾아야 한다.

미혼이거나 출산을 경험한 적 없는 구성원들에게 자신의 임신 과정에 대한 과도한 자랑은 그저 '아저씨의 호들갑'으로만 비칠 수 있다. 냉정하게 생각하면 나의 임신과 출산은 그들에게 '남의 일'에 불과하기 때문이다. 더불어 임신을 기다린 시간이 길어 불임을 겪고 있거나, 출산에 실패한 상대에게 과도한 감정의 표현은 오히려 실례가 될 수도 있다.

감정을 공유할 알맞은 상대를 찾아야 한다. 맞장구를 잘 쳐주는 상대와 대화하면 기분이 좋듯, 임신 과정과 출산에 대한 이야기도 역시 마찬가지다. 아내가 임신해 출산을 기다리고 있는 동료, 출산한 지 얼마 안 된 친구들과의 대화는 언제나 즐겁다. 상황에 대한 이해를 100% 할 수 있기 때문이다.

임신과 출산에 대한 대화는 직장과 사회에서 가깝게 지내기 힘들었던 동료들, 연배나 직급에 차이가 있어 가깝게 지내기 힘들었던 상사들과의 거리를 극적으로 좁혀주기도 한다. 특히 연배 차이가 많이 나더라도 최근 손자를 본 선배가 있다면 예전과 다르게 많은 대화를 할 수 있을 것이다. 뱃속 아기를 주제로 이야기를 시작해 직장 생활에 대한 이야기까지 폭넓게 나눌 수 있다. 인간적 유대도 쌓고, 임신과 출산에 대한 동질감을 느끼며 순간을 향유할 수 있다. 사회생활에서의 인간관계 향상과 개인적 만족감 증대는 보너스다.

더불어 직장 등 조직 내에서 '배려'를 받아야 할 순간이 있다면 이를 적극 활용하는 것도 좋다. 아내의 산부인과 진료 스케줄, 급작스러운 임신 중 상황의 발생으로 인해 출장 등 업무 조정을 해야 할 때 출산을 경험한 상대에게 이야기를 하면 비교적 수월하다. 유경험자라면 "그래, 아내를 도와야지", "그때는 다 힘들지"라는 반응과 호의가 돌아오겠지만, 직접 경험한 적이 없는 상대는 "꼭 남편이 산부인과에 같이 가야 할 필요가 있나?", "와이프가 아프면 빨리 택시 타고

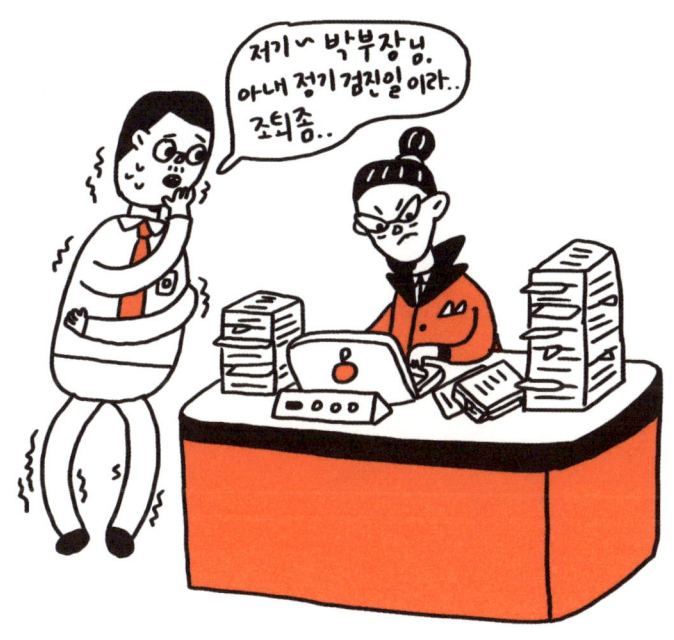

병원에 혼자 가면 되지 않아?" 등의 냉소적인 반응이 돌아올 가능성이 높다. 이는 출산을 전후해 신청해야 할 출산 휴가 등에서도 마찬

가지다.

다만 출산을 경험했더라도, 자녀가 중, 고등학교에 갈 때 즈음이 된 상사들에게는 통하지 않는다. 기억이 가물가물하기 때문에 감정의 공유를 통한 배려를 섣불리 노리지 말아야 한다. "왜 그래, 나도 다 해 봤어", "누군 애 안 낳아봤나" 등의 반응이 올 수 있다. 임신과 출산 상황에 대한 이해 자체를 가장 생생하게 할 수 있는 상대가 좋다.

• 예비 아빠를 위한 생존 Tip! •

아빠의 호들갑을
100% 받아줄 곳이 있다

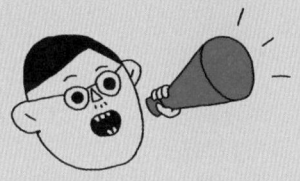

뱃속 아기를 자랑하고 싶은데 '호들갑'이라고만 하니 도저히 입이 간지러워 참을 수 없을 것이다. 이 영광스럽고 기쁘고, 신비한 일을 왜 남들이 좋아하지 않는지 잘 이해가 가지 않을 수도 있다. 그들에게 아무리 "너희들도 임신을 해보면 알아"라고 이야기를 해도 소용은 없다. 마치 그것은 군대 시절 "우리 때는 안 그랬다. 너희도 병장이 돼봐"라는 말과 같다. 서글플 수도 있지만 현실이다.

대신 호들갑을 떨고 싶은 당신을 받아줄 곳을 소개하겠다. 새벽 2시에 전화를 걸어 뱃속 아기에 대한 자랑을 해도 받아줄 곳이다. 바로 당신만큼 새로운 생명을 간절히 기다리고 있는 예비 할머니, 할아버지다. 혹시 무뚝뚝하고 무심한 아들이었다면 이 기회에 효도를 할 수도 있다. 임신 전 자주 부모님께 전화를 드리지 못했다면 '손주'를 주제로 대화의 물꼬를 터보자. 매일 전화를 해 같은 이야기를 반복해도 매번 더욱 큰 기쁨을 느낄 분들이다. 친구들과 동료들이 보고 아무런 감흥이 없는, 점 하나가 겨우 찍혀 있을 흑백의 초음파 사진도 부모님에게는 큰 울림이다.

최근에는 나이가 지긋한 부모님들도 대부분 스마트폰을 이용하고 모바일 메신저를 곧잘 이용한다. 병원에 다녀올 때마다 궁금해하실 부모님을 위해 초음파 사진도 보내드리고, 심장 소리가 담긴 음성도 보내드리자. 손주에 대한 할머니, 할아버지의 사랑도 더욱 커질 것이고, 자주 연락을 드리고 손주의 안녕을 전하는 아들에 대한 대견한 마음도 가지실 것이다. 돈으로 살 수 없는 훈훈함이다. 당신이 호들갑을 떨면 떨수록 더 좋아할 사람은 바로 당신의 부모님이다.

의사 선생님! 분홍색이 잘 어울린다더니 아들이라고요?

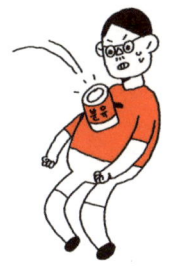

아내의 임신과 동시에 부부가 가장 궁금한 것은 바로 아기의 성별이다. 공주님이 태어날지, 왕자님이 태어날지 궁금하지만 그야말로 '신의 영역'이다. 우리나라는 예로부터 남아선호 사상이 있어왔고, 지금도 여전히 남아에 대한 선호는 사회 곳곳에 남아 있다. 물론 젊은 세대는 성별에 대한 호불호가 크지 않지만 나이 지긋한 어르신들은 "그래도 아들"을 고집하는 경우가 많다. 하지만 결코 마음대로 할 수 없는 것이 성별이다.

아기의 성별이 임신 중에 결정된다고 생각하는 사람들도 많다. 하지만 잘못된 상식이다. 남편의 정자와 아내의 난자가 수정되는 동시에 성별이 정해진다. 엄밀히 말하면 남편 정자의 염색체가 성별의 열쇠를 쥐고 있다. 성별에 대한 확인을 수정 단계에서 할 수 있는 방법은 없다. 하지만 임신이 진행되며 초음파를 통해 생식기의 모양을 확인하고 성별을 판단할 수 있다. 14주 안팎이 되면 고환, 난소 등이 생성되는데, 일반 초음파뿐만 아니라 최근 많이 시행하는 3D 입체 초음파로도 볼 수 있다.

물론 매번 볼 수 있는 것은 아니다. 뱃속 아기의 자세에 따라 다리 사이의 생식기가 잘 보일 때 확인이 가능하다. 다리 사이에 무언가 남성의 상징으로 보이는 것이 있다면 아들일 가능성이 있다. 가능성에 그치는 이유는 초음파 역시 완벽하게 뱃속 사정을 보여주지는 않기 때문이다. 때문에 가끔은 의사가 판별한 성별이 틀릴 때도 있다. 남자 아이의 성기라고 판단했는데, 각도에 따라 탯줄이 성기로 오인될 수도 있다. 반대로 여자 아이라고 생각했는데, 남자 아이일 때도 있다. 의사가 다양한 각도에서 다리 사이를 관찰하는 이유다.

대략 20주가 지나면 의사는 성별에 대해 확신을 할 수 있다. 하지만 웬만해서는 입을 열지 않을 것이다. 성별에 대한 궁금증은 현행 의료법상 32주까지 풀 수 없다. 산부인과 의사가 32주 이전에 성별을 알려주면 의료법 위반으로 처벌이 가능하다. 불과 몇 년 전만 해도 인공유산이 가능한 시기에 성별을 미리 알 수 있었는데, 원하는 성별이 아닐 경우 낙태를 하는 사례가 꽤 있었다. 더불어 산모는 아기를 지키고 싶지만 가족 구성원 중 누군가가 성별에 대한 불만으로 인공유산을 강요하는 경우도 종종 있었다. 이는 산모에 대한 인격권의 침해일 뿐만 아니라 태아의 생명권에 대한 심각한 침해다.

아무리 궁금해도 32주 이전에 산부인과 의사에게 아이의 성별을 묻는 일은 자제하는 것이 좋다. 간혹 출산 준비물을 미리 구입하기 위해 32주 이전에 성별을 확인하고 싶어 하는 이들도 있는데, 32주

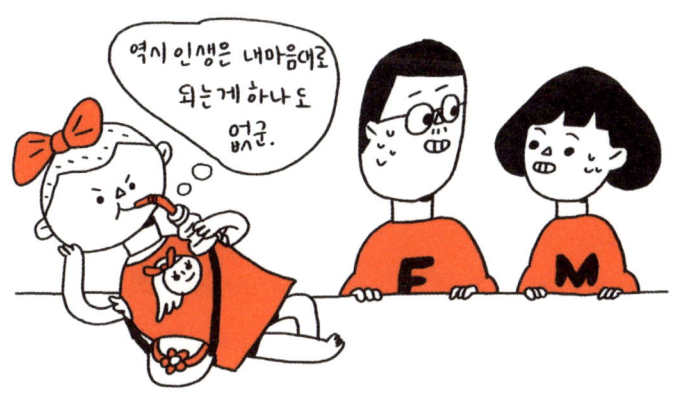

이후에도 출산 준비물은 충분히 살 수 있다. 분홍색을 살지, 파란색을 살지 빨리 결정하고 싶은 마음이 샘솟는다면 그냥 노란색을 사고 편안한 마음으로 기다리는 것이 정신 건강에 이롭다.

물론 지속적으로 물어보면 넌지시 힌트를 주는 의사들도 있다. "분홍색이 어울리네요", "김연아를 닮아서 피겨를 시키면 좋을 것 같아요"라거나, "축구선수를 시키면 좋겠어요"라는 등의 힌트를 줄 때도 있다. 하지만 대부분의 의사들은 좀처럼 성별을 알려주지 않는다. 32주 이전에 알려준 성별이 32주 이후에 다른 성별로 확인될 수도 있기 때문에 의사 역시 괜한 시비를 피하기 위함도 있다. 의사를 채근하지 말자.

성별에 대한 집착이 생명경시로 이어지는 좋지 않은 사례를 막기 위해 제정된 태아의 성별 고지 금지법을 위반할 경우 해당 의사는 최대 3개월간 의사면허 자격정지 처분까지 받을 수 있다. 성별에 대한 궁금증이 크더라도 즐거운 기다림의 일환으로 생각하고 성별 고지가 가능한 32주를 기다리자.

무엇보다 중요한 것은 남편 자신이 스스로 성별에 대한 강박을 버리고, 아내가 성별에 대한 책임감을 느끼지 않도록 곁에서 잘 돕는 것이다. 집안 어른들의 압박에도 남편이 스스로 아내의 방패가 되어주자. 딸도 좋고, 아들도 좋다. 건강하게 잘 태어나 씩씩하게 자라주는 것이 최고의 선물이다.

자연분만이냐 제왕절개냐, 그것이 문제로다

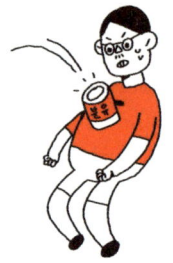

출산이 다가올수록 분만 방법에 대한 고민을 시작하게 된다. 전문 지식이 없는 일반인의 경우 산부인과 전문의의 소견에 따르는 것이 가장 안전하다. 출산은 크게 아내가 힘을 줘서 질을 통해 출산하는 자연분만(질식분만)과 아내의 배를 절개해 아이를 꺼내는 제왕절개가 있다.

우리나라는 OECD(경제협력개발기구) 국가 중 제왕절개 비율이 상당히 높은 편이다. 지난 2012년 우리나라 출생아 1,000명당 제왕절개 건수는 360건으로 OECD 평균 256.9건보다 1.4배나 높다.

WHO(국제보건기구)는 전체 출산 중 평균 5~15% 정도를 제왕절개 비율로 권고하고 있다. 하지만 건강보험심사평가원의 공식적인 통계에 따르면 우리나라 산모들은 35%가 제왕절개를 선택하고 있다. 이 정도면 우리나라의 제왕절개 분만 비율은 세계적으로 높은 수준이라고 할 수 있다.

제왕절개율 증가의 근거는 확실하다. 둘째, 셋째 출산 시에는 자연분만율이 높은데, 초산의 경우 제왕절개율이 높다. 그런데 최근 첫째만 낳고 더 이상 아이를 갖지 않는 가정이 많아 자연스럽게 제왕절개율이 높아졌다. 더불어 35세 이상의 고령 산모 비율이 높아졌고, 임신 중 태아의 상태를 확인해 가장 안전한 출산법을 미리 선택하는 비율도 높아졌다. 물론 이와 같은 이유 외에도 일단 제왕절개를 선호하는 산모가 많아지기도 했다.

사실 자연분만과 제왕절개 중 어떤 방식이 더 안정적이냐에 대해서는 답이 없다. 하지만 일부 '자연주의'를 고집하는 남편이나 집안 어른들은 어떠한 일이 있더라도 자연분만을 고집하는 경우가 있고, 또 겁을 잔뜩 먹은 일부 산모들이 처음부터 제왕절개만을 고집하는 경우도 있다.

두 가지 분만법은 각자 장단점을 가지고 있다. 기본적으로 질식분만을 시도하되, 상황에 따라 제왕절개 역시 고려해야 한다. 가장 중요한 것은 아내와 뱃속 아기의 건강이다. 상대적으로 아내, 보호자인 남편의 만족감은 잠시 뒤로 밀릴 수도 있다.

제왕절개에 비해 자연분만이 가진 장점은 많다. 우선 출혈이 적고, 회복이 빨라 입원 기간이 짧다. 자궁에 염증이 생길 가능성도 낮고, 마취를 할 일이 없으니 합병증에 대한 우려도 없다. 제왕절개에 비해 부작용이 적다. 하지만 이를 상쇄할 단점은 바로 아내가 가진 불안감이다. 진통이 얼마나 지속될지 모르고, 분만 과정에 대한 고통의 크기를 예측할 수 없다. 때문에 제왕절개를 고집하는 산모도 있다.

제왕절개는 자연분만에 비해 방광 기능의 회복이 빨라 요실금의 우려가 적다. 더불어 아기가 질을 통해 나오지 않기에 질이나 방광 손상 등 산과적 손상이 적다. 더불어 예측 가능한 제왕절개는 분만 후 출혈이 적다. 출산 스케줄 역시 조금 조절할 수 있다. 쉽게 이야기하면 제왕절개와 자연분만의 단점과 장점은 상호적이다. 따라서 상황에 따라 적절한 선택을 하는 게 옳다.

사실 국내 제왕절개 비율이 높다는 통계를 두고 의사들의 상술 때문이라는 시각이 일부 있다. 하지만 개인 혹은 중소형 산부인과의 경우 수익성이 낮아 분만 자체를 하지 않는 곳도 늘어나고 있을 정도다. 병원의 이윤만 놓고 보면, 분만을 통해 조금이나마 더 큰 수익이 발생하고, 진통으로 인한 시간을 줄여 출산 회전율을 높이는 것은 제왕절개다. 이 역시 논란의 여지가 있다. 의료기관이 아닌 의사의 입장에서 보면 의사 역시 사람이기에 정해진 시간에 출퇴근을 하고 싶다. 한밤중에 분만을 하겠다고 찾아오는 산모보다 미리 정해진 시간에 분만을 하는 것이 편할 수도 있다.

물론 일반인은 전문적 지식이 없기 때문에 의사를 믿을 수밖에 없다. 의사가 제왕절개를 권유한다고 해서 무조건 상술로만 보는 것도 옳은 시각이 아니다. 의사는 산모와 태아에게 가장 안전한 방법을 선택하는 것이 원칙이고, 그렇게 믿어야 한다. 의사 역시 분만 방식을 떠나 예상치 못한 상황의 발생보다 순탄한 분만을 원한다. 그래도 믿지 못하겠다면 다행히 최소한의 정보를 확인할 수 있는 방법이 있다. 건강보험심사평가원 홈페이지(www.hira.or.kr) 내에 마련된 병원 정보 공개 메뉴를 통해 각 산부인과에 대한 제왕절개율을 확인할 수 있다. 타 의료기관에 비해 높은 비율이라면 조금은 의심을 해볼 수도 있다.

결국 담당의사 혹은 의료기관의 윤리에 대한 문제다. 때문에 지속적인 진료를 통해 담당 전문의와 관계를 형성하고, 상호 믿음을 주고받는 것이 심리적으로 좋다. 이 과정 역시 남편이 적극적으로 관심을 보여주고 함께 고민하여 의사와의 신뢰 형성에 적극 관여하자.

• 예비 아빠를 위한 생존 Tip! •

아니,
제왕절개가 어때서?

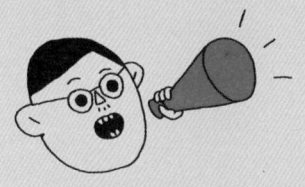

최근에는 많이 사라졌지만, 불과 몇 년 전만 해도 제왕절개는 무언가 '완성'을 하지 못한 느낌이 강했다. 자연분만을 한 경우에 비해 제왕절개는 조금은 자신감을 잃었던 것이 사실이다. 하지만 중요한 것은 아이를 안전하게 출산하고, 산모 역시 건강하게 회복하는 것이다.

간혹 제왕절개에 대한 부정적인 인식을 가지고 있는 부모님들이 있다. 자연분만을 딸 혹은 며느리에게 강요하는 경우도 있다. 물론 여러모로 자연분만이 더 좋다고 한다. 자연분만은 가장 기본적인 동시에 가장 어려운 출산 방법이다. 때문에 자연분만의 위험성이 제왕절개의 위험성보다 높은 상황이거나, 제왕절개를 반드시 해야 하는 상황이라면 남편이 먼저 나서서 부모님을 설득 혹은 이해를 시켜드려야 한다. 간혹 아내가 자연분만을 고집한다면 그 배경을 추적하는 것도 좋다. 아내가 고집을 부리는 이유가 있을 것이다. 단순히 배에 칼을 가져가는 것이 두려울 수도 있지만, 누군가로부터 자연분만에 대한 스트레스를 받고 있을 가능성이 있다. 아내가 강박에 빠지지 않도록 남편인 당신이 잘 이끌어야 한다.

항상 그래왔지만 모든 시련과 외부의 압박으로부터 절대 뚫리지 않는 방패막이가 되어야 한다. 모두가 이성을 잃어가고 있을 때 남편인 당신이라도 이성을 제대로 찾고 냉정한 판단을 하는 것이 가정의 평화를 지키는 일이다.

임신과 출산만큼 중요한
아내의 산후조리, 어디서 할까?

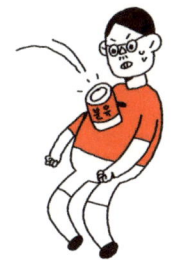

예로부터 우리 조상들은 전통적으로 산후조리의 중요성을 강조했다. 출산 후 아기가 정상적으로 바깥 세상에 적응하는 것도 중요하지만 아내가 산후조리를 잘하는 것 역시 중요하다. 산후조리를 잘못하면 평생 몸이 아파 고생을 하는 경우도 있고 몸매도 망가질 수 있다. 결국 모든 스트레스는 남편에게 다시 돌아올 수 있다.

때문에 아내가 산후조리를 잘할 수 있도록 유도하는 것 역시 남편의 몫이다. 산후조리를 하기 위해서는 일단 장소를 정해야 한다. 집, 아내의 친정, 아내의 시댁 그리고 산후조리원에서 할 수 있다.

집에서 산후조리를 하면 심리적으로 남편이 편하다. 출퇴근하며 아내와 아기를 돌볼 수 있다. 하지만 아내가 집안일을 제대로 할 수 없다. 새로운 생명이 집에 온 만큼 청결을 유지해야 하는데, 몸이 성치 않은 아내에게 맡길 수는 없다. 최근에는 산후도우미가 입주하거나 출퇴근 형식으로 파견되는 경우도 있지만, 아내와 남편 모두 쉽지 않다.

아내에게 심리적으로 가장 안정적인 곳은 친정이다. 장모님이라면 아내의 마음이 편하다. 아기 역시 잘 돌봐줄 것이다. 하지만 남편의 입장에서는 조금 불편한 상황이 연출될 수 있다. 출퇴근 길에 처가를 꼬박꼬박 들르기도 쉽지 않고, 아내는 괜찮다고 해도 남편의 입장에서는 신경이 쓰일 수밖에 없다. 장모님이 전업주부가 아니라면 미안한 마음이 더욱 많이 들 수 있다. 물론 남편이 마음먹기 나름이다. 미리 처가와 충분히 가까운 관계를 형성했다면, 마치 친자식이 드나들 듯 처가의 문턱을 넘나들 수 있을 것이다. 혹시 그렇지 못했다면 새로 태어난 아기를 핑계로 처가와 가까워지는 계기가 될 수도 있다.

남편의 어머니가 사는 곳, 아내의 시댁에서 산후조리를 할 수도 있다. 역시 풍부한 경험과 애정을 갖고 돌봐줄 것이다. 남편의 입장에서 출퇴근하며 들르고, 장기간 맡기기에도 심리적 부담이 없다. 하지만 아내의 입장에서는 아닐 수 있다. 오히려 아내를 거대한 가시방석에 앉혀 놓는 부작용으로 이어질 수도 있다. 아침저녁으로 시어머니가 차려주는 밥을 손 하나 까딱 안 하고 편히 먹을 수 있는 며느리는 많지 않을 것이다. 물론 '출산 후'라는 특수한 상황이긴 하지만, 고부 사이의 작은 갈등은 언제나 남편에게 불똥으로 떨어질 수 있다. 또한 아내와 아내의 시어머니가 가진 육아관이 달라 마찰을 빚을 수도 있다. 장모님이라면 아내가 편하게 의견을 피력할 수 있지만, 아내가 시어머니와 부딪히면 불화로 이어질 수도 있다.

중요한 것은 여러 가지 현실적 상황에 맞는 선택을 하는 것이다. 선택을 할 수 있는 폭이 조금 있다면, 무조건 아내가 편한 쪽으로 하는 것이 옳다. 그것이 결국 남편이 편한 길이다.

산후조리원 2주 가격이 400만 원? 거기가 특급호텔이야?

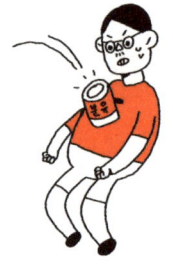

 최근 많은 산모들은 출산 후 '산후조리원'이라는 곳을 거친다. 출산 방법에 따라 이틀 혹은 길게 일주일가량 산부인과에서 입원 기간을 갖고 집으로 곧장 돌아오는 경우는 점점 줄어들고 있다. 수년 전부터 마치 유행처럼 번지며 전국 방방곳곳에 생기고 있는 산후조리원들은 출산 후 회복이 필요한 아내가 시간을 갖고 제대로 자신의 몸을 챙길 수 있는, 그야말로 산후조리를 할 수 있도록 시간을 주는 곳이라고 보면 된다.

 자신의 몸도 아직 정상으로 돌아오지 않았는데, 밤낮 구분이 없는 아기를 돌보는 일은 결코 쉽지 않다. 더군다나 한 번도 출산을 경험해보지 않았다면, 태어난 아기를 어떻게 돌봐야 하는지 막막할 수 있다. 변이 묽게 나오면 어떻게 해야 하는지, 엉덩이에 자꾸 습진이 올라오는 이유가 무엇인지, 아기가 도대체 왜 우는지, 모유 수유는 어떻게 해야 하는지, 젖이 잘 나오지 않는다고 무작정 분유를 먹이는 것이 옳은지, 아기를 어떻게, 얼마나 자주 씻겨야 하는지 등등 수많은 궁금증을 풀고 엄마가 될 준비를 마치도록 도움을 주는 곳이 바로 산후조리원이다.

물론 아내의 엄마, 즉 장모님이 집으로 오셔서 며칠 함께 지내며 혹은 자주 들러 본인의 경험을 토대로 도와주시면 아내는 한결 수월하게 산후조리를 할 수 있다. 하지만 장모님 역시 출산을 한 지 수십 년이 흘렀기에 당시의 기억이 가물가물할 수도 있고, 또 당시에는 옳았던 방법들이 지금은 옳지 않은 경우도 있다. 산후조리원은 출산 직후의 각종 시행착오를 줄일 완충 지대이기도 하다.

무엇보다 중요한 것은 아내의 산후조리다. 출산 후 아내의 몸은 그야말로 만신창이가 된다. 출산을 하느라 몸에 힘을 많이 줘서 신체의 모든 뼈와 뼈 사이가 한 번씩 벌어졌다가 다시 모아지는 단계를 거친다고 비유하는 이들도 있다. 예로부터 출산 직후에는 아무리 여름이라 해도 산모가 절대 찬바람을 쐬거나, 찬 곳에 앉지 못하게 했다. 몸이 정상으로 돌아오지 않은 상황에서 찬 기운이 들어가면 평생 고생을 할 정도로 심하게 '산후풍'에 걸리기도 한다. 냉장고에서 남편 반찬을 꺼내주기 위해 손을 잠깐 넣었다가 손목에 산후풍이 와 고생을 하는 경우도 있다. 출산 후 산모들이 날씨와 관계없이 내복을 입고, 두꺼운 양말을 신고, 며칠씩 머리를 감지 않는 것이 바로 그 이유 때문이다. 남편은 절대 경험할 수 없는 상황이기에 이해가 쉽지 않지만 길게는 한 달 넘게 조심하는 것이 좋다.

    결국 여러 이유로 집에서는 아내가 100% 자신의 몸을 돌보는 데 한계가 있어 산후조리원이라는 서비스업이 탄생했고, 호황을 누리고 있다. 현실적으로 남편에게 가장 큰 걸림돌은 비용이다. 보편적으로 산부인과에서 퇴원한 후 2주간 산후조리원에서 시간을 보낸다. 비용이 결코 만만치 않다. 저렴한 곳은 2백만 원, 비싼 곳은 1천만 원을 훌쩍 넘기는 경우도 있다. 비싸다고 무조건 좋은 것은 아니다. 합리적인 가격, 좋은 서비스를 제공하는 산후조리원을 아내와 남편이 함께 선택하자.

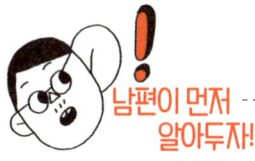
남편이 먼저 알아두자!

▶ 산후조리원 선택도 신중하게!

1. 일상생활의 동선에서 크게 벗어나지 않아야 한다. 산후조리원에 있는 동안 남편은 주로 출퇴근을 전후해 방문해 아내와 아기를 본다. 동선에서 크게 벗어나면 남편이 불편하다. 더불어 아기의 할아버지, 할머니가 찾아오기 너무 어렵지 않아야 한다.

2. 산후조리원이 위치한 곳의 환경이 중요하다. 산후조리원은 의료기관이 아니다. 법적으로 '숙박업소'로 분류된 곳도 많다. 간혹 유흥가 한가운데에 있는 산후조리원도 있다. 주변이 시끄럽지 않은지, 화재 등 돌발상황에 대처할 비상구 등이 잘 마련되어 있는지 확인하자.

3. 아내가 잘 먹어야 한다. 출산 후 지겹도록 먹는 미역국 외에도 밥과 반찬, 간식 등이 균형 있게 구성되어 아내의 영양 섭취에 도움이 되는지 확인한다.

4. 간호사의 비율이 얼마나 되는지 체크해야 한다. 산후조리원에서는 24시간 내내 아내와 아기를 돌봐준다. 1인당 돌보는 아기의 비율이 너무 높으면 좋지 않다. 더불어 산후조리원에서는 돌봐주시는 분들을 대부분 '간호사'로 소개하지만 실제 간호사가 아닌 간호조무사이거나 아예 자격이 없는 경우도 간혹 있다. 아내와 아기의 건강을 돌볼 분들이니 꼼꼼히 체크하자.

5. 의사가 얼마나 자주 오는지 확인한다. 출산 직후 아기는 면역력이 상당히 낮다. 각종 질병에 대한 저항력이 충분히 갖춰지지 않은 상태이기에 산후조리원에서 간호사가 매 시간 소화기능과 체온을 체크한다. 정기적으로 소아과 전문의가 산후조리원에 들러 아기의 건강을 체크하는지 여부를 알아보자.

· 예비 아빠를 위한 생존 Tip! ·

산후조리원 선택, 사실 간단하다

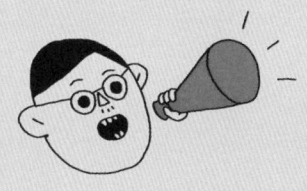

산후조리원이라는 생소한 공간의 선택은 고려해야 할 점들 투성이다. 정답이 무엇인지는 모르겠지만 여러모로 '합리적인' 선택을 해야 한다는 건 알겠다. 하지만 문제는 합리적인 선택이 말처럼 쉽지만은 않다는 것이다. 아내는 전전긍긍하며 당신에게 도움을 요청할 것이다. 끊임없이 당신의 생각을 물을 것이다. 당신의 눈에 산후조리원은 큰 차이가 없어 보인다. 하지만 아내는 조목조목 무엇이 다른지 이야기를 늘어놓는다. 어느 산후조리원은 좌욕기가 각 방에 있어서 좋고, 또 다른 산후조리원은 일주일에 한 번씩 머리를 감겨줘서 좋고……. 모두 일장일단이 있다.

사실 선택은 간단하다. 보편적으로 지갑을 여는 만큼 더 많이 값어치를 한다. 서울 강남에 있는 한 산후조리원은 2주당 최소 700만 원부터 시작을 할 만큼 고급화된 곳도 많다. 물론 과한 것이 무조건 좋은 것도 아니다. 주어진 금전적 환경 내에서 최선을 선택하면 된다. 반드시 인지하고, 또 염두에 두어야 할 점은 산후조리원은 의료시설이 아니라는 부분이다. 대부분의 산후조리원은 숙박시설로 등록이 되어 있다. 허가제가 아닌 신고제다. 누구나 산후조리원을 운영할 수 있다. 때문에 상담을 통해 해당 산후조리원의 구성원들이 어떤 사람들인지, 과연 내 아이와 아내를 맡겨도 될 사람들인지 판단해보자. 아, 그리고 매우 결론적인 이야기인데, 그냥 아내가 가고 싶다는 산후조리원으로 가면 된다. 아내가 일찍부터 각종 정보를 찾아보고 결정을 해놓았을 것이다.

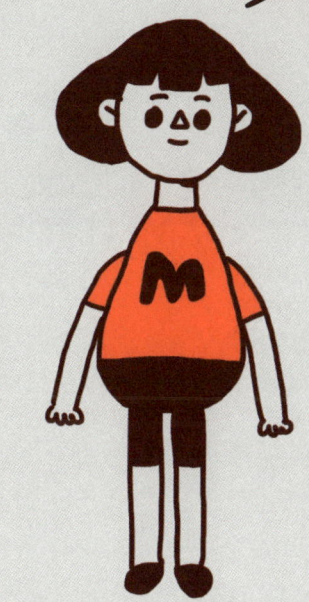

5장 연장전 41~42주
아내 비위만 잘 맞추면 끝인 줄 알아?

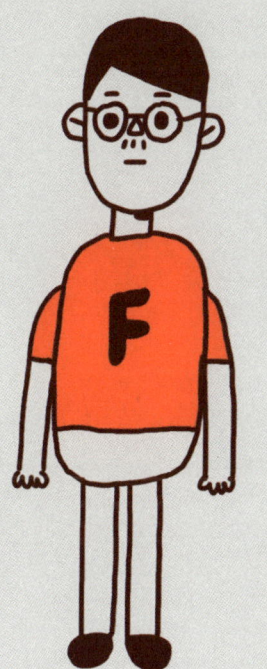

! 출산을 할 산부인과는 먼데 월요일 아침 7시 50분 러시아워를 돌파해야 하는 상황이라면? 아내는 고통을 호소하며 생사를 넘나들고 있는데, 집에 아무도 없다면? 주위에 돌봐줄 사람도 없다면? 이 순간 남편은 과감하게 '결단'을 내려줘야 한다.

임신에 대처하는
유능한 아빠양성

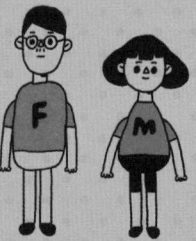

아내에게 아기용품 준비 목록을 내밀어라

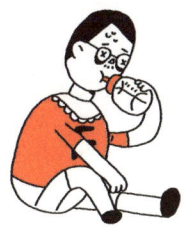

출산이 임박한 시기 이전에 미리 아기가 생활할 공간을 마련하고 준비해야 한다. 역시 아내 혼자의 몫으로 두어서는 절대 안 된다. 출산은 단순하게 한 명의 가족 구성원이 늘어나는 것이 아니라 한 사람의 삶이 통째로 새로 시작되는 것이다. 내 아들 혹은 딸이 삶을 시작할 공간을 정성껏 마련해보자.

물론 출산 직후에는 산부인과에서 며칠을 지내고, 산후조리원 등에서 몇 주를 보낸다. 보편적으로 출산 후 2주 정도가 되면 새로 태어난 아기는 아내와 함께 집으로 온다. 아내가 산부인과에서 출산을

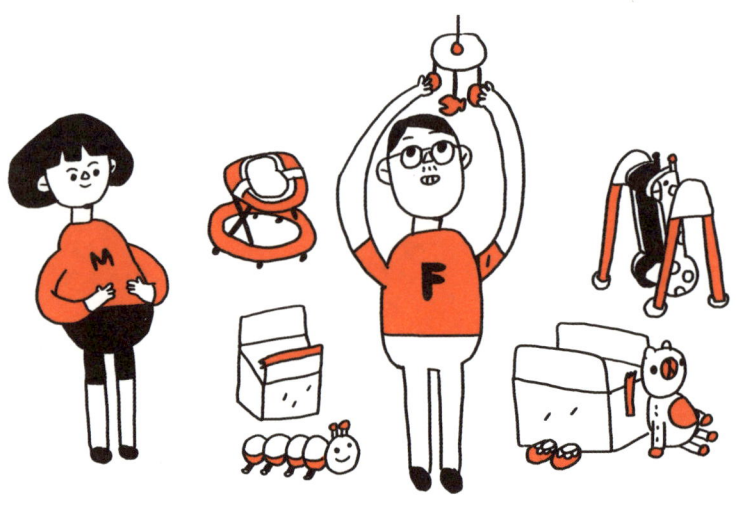

한 후 2주의 시간 동안 아기용품 준비와 방 꾸미기를 남편이 혼자 할 수는 없다. 따라서 출산이 이뤄지기 전에 아내와 함께 상의하고 아기를 맞이할 준비를 해야 한다.

기본적으로 태어난 아기는 엄마와 대부분의 시간을 함께 보낸다. 따로 방을 마련할 수도 있지만, 집에 온 후 당장 방이 필요한 것은 아니다. 하지만 몇 개월 후 아기의 방이 마련될 예정이라면, 출산 전에 미리 준비하는 것이 좋다. 특히 도배를 하거나 새로운 가구를 들여놓을 생각이라면 출산 전에 하는 것이 필수다. 새 벽지, 새 장판, 새

가구에서 나오는 좋지 않은 성분들이 충분히 빠져나갈 시간을 줘야 한다. 더불어 출산 후에는 아내나 남편 모두 자유로운 외출이 제한되기에 부피가 큰 용품들, 직접 보고 확인한 후 구입해야 할 용품들은 출산 전에 미리 구입하는 것이 좋다.

집에 처음 온 아기에게 당장 필요한 것은 의식주 위주다. 배냇저고리, 기저귀, 손싸개, 발싸개, 우주복, 포대기, 아기띠 등의 의복 그리고 젖병, 유축기, 소독기, 젖병 전용 세제, 노리개 등의 수유용품, 속싸개, 겉싸개, 이불, 방수요, 베개, 모기장 등의 침구류가 있다. 딸랑이 등 아주 기본적인 장난감 역시 아기에게 시청각 자극을 주기 위해 필수적이다.

아기를 위한 것뿐만 아니라 아내를 위한 것도 있다. 산후조리원이나 조산원에서 약간의 산후조리를 했다고 해도 아내를 위한 용품들이 필요하다. 복대, 손·발목보호대, 회음부 방석은 물론 모유 수유를 위한 모유 패드, 수유 쿠션 등이 필요하다. 카시트, 유모차 등은 출산 후 당장 사용할 일이 많지 않으니 천천히 구입하는 것도 나쁘지 않다.

중요한 것은 남편의 마음이다. 갓 태어난 아기는 물론 아내 역시 일생일대의 목숨을 건 여행을 마치고 집으로 왔다. 둘의 면역력은 상당히 낮기 때문에 항상 집을 청결하게 유지해야 한다. 집으로 돌아오기 전에 집을 '소독'한다는 마음으로 남편이 직접 구석구석 청소해놓자. 군대 시절 이등병의 마음으로, '먼지가 나오면 끝장이다'라는 생각으로 집안 구석구석을 미리 청소해두고, 아내와 아기가 집으로 온 후에도 남편이 매일 청소를 해준다면 아내의 산후조리는 물론 아기의 세상 적응에도 도움이 될 것이다. 언제까지? 적어도 100일 넘게 할 각오를 해야 한다. 세탁? 물론 남편의 몫이다. 남편이 집안의 위생과 청결을 위해 노력하는 모습을 보면 아내도 감동받고 언젠가 돌려줄 날이 있을 것이다.

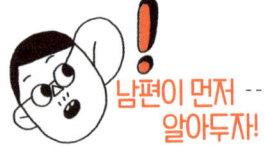

▶ **아내가 감동할 아기용품 준비 목록**

출산을 앞두고 '아기용품 준비 목록'을 아내에게 내밀자! 꼼꼼하게 수량과 구입 여부까지 체크할 수 있는 공간을 마련한다면 '독한 남편'이라는 말을 들을 수도 있지만 대부분 감동할 것이다!

아기의류			아기침구		
품목	필요수량	구입수량	품목	필요수량	구입수량
배냇저고리	3		속싸개	3	
우주복	3		겉싸개	2	
신생아 모자	2		방수요	2	
기저귀	30		베개	1	
기저귀 가방	1		짱구베개	1	
손싸개	3		모기장	1	
발싸개	3		매트리스 커버	2	
턱받이	3		아기침대	1	

수유용품			위생용품		
품목	필요수량	구입수량	품목	필요수량	구입수량
젖병	5		욕조	1	
유축기	1		아기타월	2	
소독기	1		로션	1	
분유통	1		보디클렌저	1	
노리개	1		샴푸	1	
젖병 솔	1		물티슈	2	
젖병 집게	1		면봉	1	
젖병 세정제	1		체온계	1	
젖꼭지 브러시	1		손톱가위	1	
예비 젖꼭지	2		목욕 스펀지	1	
모유 저장팩	10		아기 파우더	1	

산모용품			기타		
품목	필요수량	구입수량	품목	필요수량	구입수량
복대	1		바운서	1	
손·발목 보호대	1		온·습도계	1	
수유 패드	1		포대기	1	
회음부 방석	1		모빌	1	
수유 쿠션	1		카시트	1	
수유복	3		유모차	1	
유두 보호크림	1		치발기	1	

예정일이 지났는데 애가 왜 안 나와?

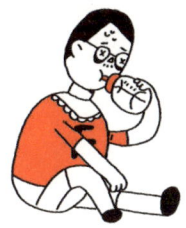

임신 기간 280일은 고난과 인내의 연속이다. 40주를 가득 채웠음에도 불구하고 아내에게 전혀 진통의 기미가 없을 수도 있다. 출산에 대한 기대감에 가득 찬 시기이기도 하지만 진통이 언제 시작될 것인지 도통 소식이 없어 걱정이 될 수도 있다. 실망할 필요는 없다. 보통 하루 이틀 정도는 감안할 수 있는 오차라고 볼 수 있다.

물론 아무런 소식이 없다가 진통이 시작되는 경우도 있으니 40주 전후가 되면 아기가 세상으로 나올 준비가 됐음을 알려주는 신호라는 생각으로 항상 경계하고 몸과 마음의 준비를 해야 한다. 물론 소식이 없는 경우에도 바짝 긴장을 해야 한다.

통계상 출산 예정일은 임신 전 아내가 마지막으로 했던 생리의 첫날부터 280일을 기준으로 계산한다. 첫 임신으로 인한 출산, 즉 초산의 경우 분만이 예정일보다 하루나 이틀 정도 늦는 것은 흔한 일이다. 길게는 일주일 정도 더 있는 경우가 있는데, 예정일이 지나면 일단 전문의를 찾아가 산모와 태아의 상태를 확인하는 것이 필수다. 간혹 생리 주기가 긴 경우 출산 예정일에서 2주일을 넘기는 경우도 있다.

하지만 2주를 넘기면 과숙임신이라고 부른다. 태아가 아내의 배 안에서 지나치게 성장할 수도 있다는 염려를 할 수 있는데, 이 무렵은 태아의 발육이 거의 제자리걸음의 상태이기 때문에 큰 걱정을 할 필요는 없다. 다만 시간이 흐를수록 태아에 대한 위험이 커지는 것도 사실이기 때문에 안심할 수는 없다. 만 41주가 지나면 자궁 속에서 태아에게 소위 노화 현상이 발생하기도 하고, 원인 없는 돌연사의 위험이 높아지기에 경계해야 한다.

태아의 지나친 성장은 출산 과정 자체를 힘들게 할 수 있다. 게다가 태아가 아내의 뱃속에 있다고 해도 더 이상 아내로부터 받을 수 있는 영양분이 없고 성장에 필요한 환경 조성 또한 힘들다. 아내가 가진 태반의 수명이 다해 산소와 영양분을 효과적으로 아기에게 줄 수 없는 상황이 가까워진다. 더불어 아기의 노폐물을 받아내는 기능 역시 저하된다. 양수의 생산과 태아의 소변량이 줄어 양수 자체가 줄어들 수 있다. 위험이 증가한다는 이야기다.

분만 예정일이 1~2주 지난 후에도 진통이 시작되지 않을 경우 혹은 임신중독증이나 임신성 당뇨 등 아내에게 지병이 있는 경우에는 산모와 태아 모두의 건강을 위해 유도분만을 선택해야 한다. 전문의와의 상담에 따라 초음파 검사, 태아 안전 검사 등을 시행해 아기와 아내의 안전을 최우선으로 고려해 실시하자.

• **예비아빠를 위한 생존 Tip!** •

최후의 만찬을
즐겨라

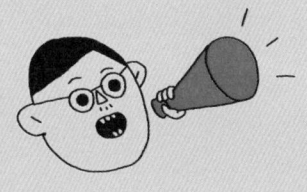

출산 후에는 상상했던 것 이상으로 강도 높은 삶이 당신과 당신의 아내를 기다리고 있다. 예정된 시간이 임박해 모든 가족들이 '출동대기' 상황에 있더라도 당신은 침착함을 유지하고 무엇을 해야 할지 고민해야 한다. 혹시 검진을 위해 산부인과에 다녀왔는데 의사가 "일주일은 넘게 걸릴 것 같아요"라고 했다면 일주일이라는 시간이 당신에게 주어진 것이다.

최후의 만찬을 위해 밖으로 나가라. 한동안 외출을 자제할 수밖에 없는 아내와 함께 오붓하게 데이트를 해도 좋다. 여성은 대략 출산기를 전후해 최소 1년 정도 영화관을 찾지 못한다. 여유가 없기 때문이다. 한동안 뜸할 영화관에서 팝콘도 씹고, 오징어 다리도 뜯어보자.

그리고 혹시 여유가 된다면, 아내가 천사로 돌변해 허락한다면, 직장 동료나 친구와 만나 마지막 만찬을 가지자. 아내만큼은 아니지만 당신 역시 한동안 늦은 귀가가 힘들 것이다. '마지막'이라는 글자에 취해 과음을 하거나 밤새 밖에서 놀고 집으로 돌아가는 것은 가정의 평화를 깰 것이다. 아무리 아내가 "오늘은 마지막이니 실컷 놀고 들어와"라고 했어도 그것을 그대로 받아들여서는 안 된다. "실컷 놀고 와"라는 말은 "적당히 놀다 들어와"라는 말이다. '적당히'의 기준이 매우 주관적이고 애매하지만 보통 자정을 넘기지는 말아야 할 것이다.

더불어 과음이 금물인 이유 또 하나. 혹시 최후의 만찬을 즐기는 사이 갑자기 상황이 돌변해 출산이 진행될 수도 있다. 아이와의 첫 만남을 고주망태가 되어 시작하는 것은 당신도 원치 않을 것이다. 언젠가 당신의 아내가 아이에게 "네가 태어나는 순간부터 아버지는 취해 있었어"라고 말하는 상상을 해보자. 끔찍한 일이다.

'갑작스런 여행을 떠나요' 출산 가방 준비

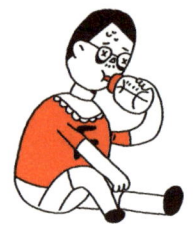

40주 안팎의 시기부터는 언제라도 출산의 신호가 올 수 있다. 출산 예정일 이전에 전문의와의 상담에 따라 계획된 제왕절개를 하지 않은 이상 출산의 순간은 갑자기 다가온다. 초산일 때 출산 과정이 천천히 일정 시간을 두고 전개되는 경우도 있지만 양수가 터지는 등 빠르게 진행되는 경우도 있다. 때문에 대략 37주 이후부터는 당장, 언제라도 산부인과로 떠날 준비가 되어 있어야 한다. 결코 짧은 여정이 아니다. 산부인과에서 길게는 2주일을 보낼 수 있고, 또 산후조리원에서도 2~3주를 보낸다. 최대 5주간의 생활에 필요한 짐을 싸놓아야 한다.

  물론 남편이 집과 산부인과 혹은 산후조리원을 오가며 그때그때 부족한 것을 조달할 수는 있지만, 초기에 필요한 필수용품들을 준비하고, 언제라도 들고 나갈 수 있도록 가방에 미리 넣어두는 것이 좋다. 특히 아내와 남편이 함께 준비하는 것이 중요하다.

  출산 시기가 되면 아내가 의사 표현을 하기 귀찮아하거나, 하기 힘들 수 있다. 그때 남편이 알아서 필요한 물건의 위치를 정확하게 파악하고 움직여야 아내로부터의 원망을 줄이고 스마트한 남편으로 재탄생할 수 있다.

  출산 가방은 크게 세 가지로 나뉜다. 아내에게 필요한 것, 새로 태어날 아기에게 필요한 것 그리고 남편에게 필요한 것이다. 사실 아기에게 필요한 용품을 미리 사뒀다고 해도 당장 산부인과와 산후조리원에서 쓸 일은 많지 않다. 이미 산부인과와 산후조리원 내에 구비가 되어 있고, 일정 부분 제공을 해준다. 따라서 출산 후 회복과 조리에 힘써야 할 아내를 위한 짐을 많이 싸야 한다. 더불어 짧은 기간이나마 병원에서 아내 곁을 지켜야 할 남편을 위한 기본적인 물건들도 필요하다.

출산 가방과 더불어 출산으로 인해 갑작스럽게 집을 떠나게 될 때 필수적으로 해야 할 일이 있다. 중요한 우편물이나 택배가 온다면 한동안 집을 비우게 될 테니 이웃이나 경비원 등에게 부탁을 해놓아야 한다. 전기, 가스, 수도 등의 밸브가 잘 잠겼는지 확인하고, 각종 공과금 등 연체로 인한 불이익이 예상되는 일이 있다면 미리 처리하는 것이 좋다.

더불어 여름에 출산을 한다면 하루만 그냥 둬도 벌레가 꼬일 음식물 쓰레기통은 반드시 비워야 한다. 출산 후 돌아왔는데, 부엌이나 발코니 한쪽이 구더기로 가득할 수도 있다.

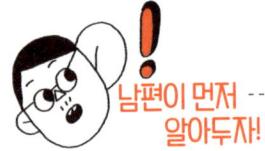

남편이 먼저 알아두자!

▶ **남편이 파악하면 좋은 출산 가방 준비 목록**

아내를 위한 출산 가방 : 지갑(신분증, 고운맘 카드, 현금), 휴대전화, 충전기, 세면도구, 평소에 쓰던 로션 혹은 저자극 로션, 엄마용 물티슈, 개인 물컵, 보온병, 손·발목 보호대, 내복, 수면양말, 병원 및 산후조리원에서 쓸 슬리퍼, 산모 패드, 수유 브라, 수유 패드, 임산부용 팬티, 모유 저장팩, 철분제, 카디

건 등 두꺼운 옷, 복대, 얇은 담요, 베개, 화장지, 손거울, 구강청결제, 출산 시 들을 음악이 담긴 USB

아빠를 위한 출산 가방 : 바로 출근 준비가 가능한 옷, 잠옷, 속옷, 세면도구, 지갑(신분증, 현금), 휴대전화, 충전기, 카메라, 삼각대 혹은 셀카봉, 업무용 혹은 아내의 오락용 노트북, 이어폰

아기를 위한 출산 가방 : 속싸개, 손싸개, 발싸개, 배냇저고리, 우주복, 가제손수건, 아기용 물티슈

아빠만의 '출산 당일 예행연습'을 하자

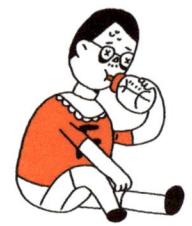

출산의 순간은 누구에게나 가슴 떨리는 일이다. 군 입대를 이틀 정도 앞둔 시기의 심정과 일부 흡사하다. 결전의 그날이 언제 올지 모르지만 눈 깜짝하는 사이 현실로 다가와 있는 것이 바로 출산일이다.

남편보다 더 두려움이 큰 사람은 아내다. 남편이야 아내를 잘 지켜주고 돌봐주면 되지만, 아내는 출산이라는 거사를 직접 치러야 한다. 출산을 할 산부인과, 산후조리원, 아내의 시댁 혹은 나의 처가 등 출산 후 조리할 곳에 대한 계획이 끝났다면 남편이 스스로 출산 당일 벌어질 수 있는 일에 대한 시뮬레이션을 해보길 권한다.

대부분의 남편들은 아내의 진통이 언제라도 시작될 수 있다는 생각은 하고 있지만, 최악의 상황은 쉽게 염두에 두지 않는다. 더불어 출산 당일 무엇을 해야 하는지 생각해두지 않아 당황하는 일이 많다. 출산을 할 산부인과는 먼데 월요일 아침 7시 50분 러시아워를 돌파해야 하는 상황이라면? 아내가 진통의 단계가 아니라 양수가 터진 단계라면? 아내는 고통을 호소하며 생사를 넘나들고 있는데, 집에 아무도 없다면? 주위에 돌봐줄 사람도 없다면?

이 순간 남편은 과감하게 '결단'을 내려줘야 한다. 곁에 있다고 해도 남편이 벌벌 떨며 아내에게 "어떻게 하지? 어떻게 하지? 어디에 전화를 걸어야 해?"라고 묻는다면 뺨을 맞을 수도 있다. 실제로 출산 과정에서 아내에게 본의 아니게(?) 맞는 남편들이 종종 있다고 한다.

아내가 진통을 느껴 병원에 가기로 결정했다고 가정하자. 진통의 간극을 보고 아직 여유가 있다는 판단이 선다면 아내는 샤워를 하고 머리를 감으려 할 것이다. 배가 아프고 아기가 나올지도 모르는 긴박한 상황에 씻을 여유가 어디 있느냐고 타박하면 안 된다. 출산 후 아내는 한동안 산후조리 혹은 산후풍 예방을 이유로 시원하게 샤워나 머리를 감지 못할 것이다. 며칠이 아니라 최소 몇 주가 될 수도 있다.

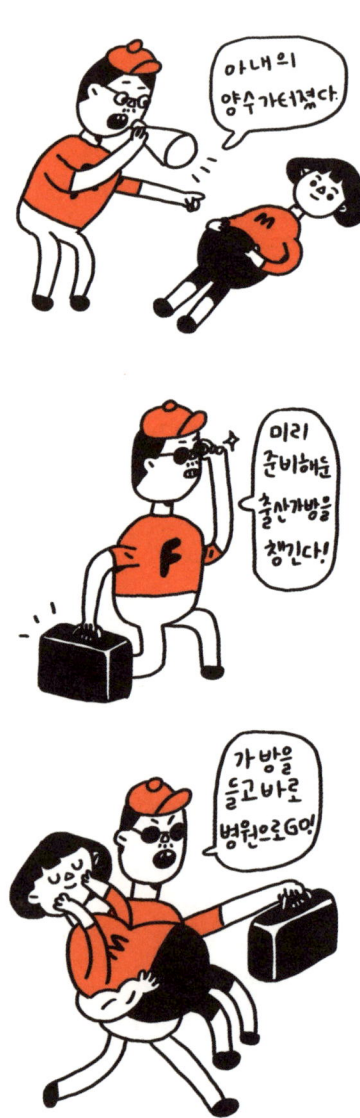

아내가 씻는 동안 남편은 먼저 산부인과에 전화해 정확한 상태를 알리고, 당장 병원으로 가도 출산이 가능한지 마지막으로 확인을 한다. 이후 양가 부모님들께 연락을 취한다. 부모님들이야 당장 산부인과로 달려오시고 싶겠지만, 아내의 의사를 묻고 최소한의 인원만 산부인과로 가는 것이 좋다. 당장 산부인과로 간다고 해서 수 시간 내 출산을 하리라는 보장이 없다.

병원과 가족들에게 상황을 알리는 전화 몇 통을 한 후에는 출산을 할 산부인과로 갈 교통수단과 루트를 결정해야 한다. 가깝다면 택시나 자가용을 이용해 손쉽게 갈 수 있다. 아무리 여유로워도 버스 이용은 삼가는 것이 좋다. 만약 어느 정도 거리가 있거나 긴급을 요하는 경우에는 구급차를 불러야 한다. 원칙적으로 119 구급차는 가장 가까운 병원으로 이송한다. 때문에 거리가 있는 산부인과에 가야 한다면 사설 구급차를 이용하는 것도 한 방법이다.

만약 자가용을 이용하는 중 평소 막히는 길이 아닌데 돌발상황으로 인해 막힌다면 최대한 안전한 선에서 어느 정도 교통 법규를 위반할 수 있다. 예를 들자면, 과속, 버스 전용차선 위반, 신호 위반, 주차 위반 등이다. 추후 엄청난 과태료 청구서가 집으로 날아올 수 있지만 출산으로 인한 응급상황임을 증명할 수 있는 서류를 준비해 제출하면 된다.

가장 곤란한 상황은 진통이 오는데 아내가 혼자 있는 것이다. 아예 출산이 임박했을 때에는 1순위, 장모님 혹은 아내의 형제와 함께 생활하거나, 2순위, 처가에 있거나, 3순위, 아내의 시어머니 혹은 시댁 식구 함께 생활하거나, 4순위, 시댁에서 생활하는 방법을 택하는 것도 나쁘지 않은 선택이다.

더불어 중요한 것은 출산이 임박했을 때 남편이 집-회사-집-회사의 반복 패턴을 유지하는 것이다. 집-회사-술집-집-회사의 패턴은 곤란하다. 회사 직원들도 웬만해선 이해를 할 것이다. 더불어 출장 등의 스케줄이 있다면 미리 회사에 출산 계획을 고지해 조정하고, 출산 휴가에 대한 확인 역시 회사와 미리 조율해야 한다.

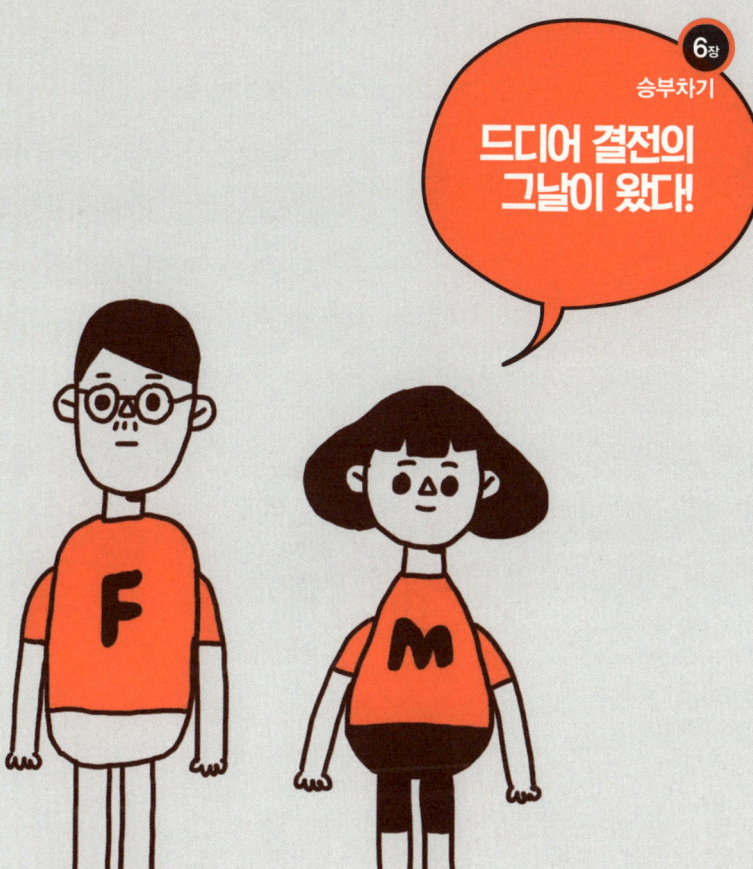

6장 승부차기

드디어 결전의 그날이 왔다!

! 어느 날 문득 아내가 심각한 얼굴로 말을 할 것이다. "자기야, 나 진통이 오는 것 같아." 아내의 말을 듣는 순간 남편의 심장 역시 멈춰버리는 것 같고, 머릿속이 하얗게 되지만 절대 사색이 되어서는 안 된다.

임신에 대처하는
유능한 아빠양성

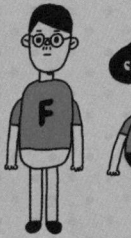

올 것이 왔다, 진통이 온다

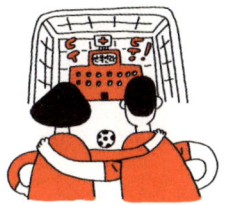

 어느 날 문득 아내가 심각한 얼굴로 말을 할 것이다. "자기야, 나 진통이 오는 것 같아." 아내의 말을 듣는 순간 남편의 심장 역시 멈춰버리는 것 같고, 머릿속이 하얗게 되지만 절대 사색이 되어서는 안 된다. 침착하게, 마치 준비를 하고 있었다는 듯 "어, 정말? 일단 앉아 봐. 지금 어떤데?"라고 물어야 한다. 믿음직한 남편의 모습을 보고 아내는 불안감보다 안도감을 느낄 것이다. 아내와 남편은 절체절명의 상황이지만 진통이 온다고 해서 무조건 눈 깜짝할 사이 모든 것이 진행되지는 않는다. 빠르면 처음 진통 후 2~3시간 내에 출산을 하기도 하지만 이는 매우 빠른 경우다. 길게는 8~10시간, 나아가 하루를 넘기는 경우도 있다.

사실 진통에 앞서 아내의 몸에는 출산에 대한 징후가 나타난다. 출산 2주 안팎이 되면 아기의 위치가 변한다. 배꼽 주위에서 놀던 뱃속 아기는 골반 쪽으로 이동한다. 임신 말기 초음파를 통해 확인할 수 있다. 더불어 아내는 배가 뭉친다는 말을 많이 할 것이다. 아기가 아래로 내려가며 자궁에 자극이 가고 작은 자극에도 수축이 일어난다. 이를 가진통이라고도 한다.

결정적인 신호는 '이슬이 비친다'는 현상이다. 출산이 임박하면 아내는 질 분비물이 많아지는데, 이것이 투명한 점액의 형태라면 출산에 필요한 윤활유의 역할을 하는 '이슬'일 가능성이 높다. 진통 직전에 약간의 출혈과 하얀 점액이 섞여 나온다면 출산이 임박한 것이다. 이슬은 점성의 갈색 출혈과 질 분비물이 섞여 형성된 것인데, 자궁경부가 열리면서 실핏줄이 터져 형성된 것이다. 이슬이 비치면 곧 진통이 시작된다는 징후다. 물론 이슬이 비친다고 곧장 산부인과로 향하라는 말은 아니다. 이슬만 비치고 진통이 없거나, 아예 며칠 후 출산이 되는 경우도 있다. 대개 2~3일 안에 진통이 시작된다.

본격적인 신호는 '진통'이다. 하지만 아내 역시 처음 임신을 경험하기에 '진통'의 실체를 구분하지 못한다. 진통일 수도 있고, 가진통일 수도 있다. 또한 대소변을 알리는 신호일 수도 있다. 하지만 어느 정도 규칙적인 패턴을 띠고 있다면 출산을 위한 진통이라고 간주하고 상황을 맞이해야 한다. 처음에는 애매하다가 10분마다 10~20초가량 지속되는 통증이 있다면 진통으로 봐도 좋다. 이후 간격은 줄어들 것이고 자궁 수축의 강도가 강해질 것이다. 이후 10분의 벽을 뚫고 진통의 강도가 강해진다면 정말 산부인과를 향해, 출산의 순간을 위해 집을 나서야 한다.

• 예비 아빠를 위한 생존 Tip! •

진통 간격 체크?
모바일 애플리케이션을 활용하자

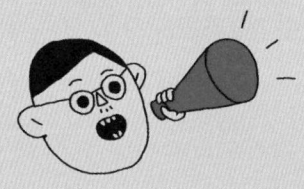

진통 간격과 지속 시간의 확인은 진통과 가진통을 구분하는 중요한 판단 근거다. 하지만 아내의 진통이 정확하게 몇 분 간격으로 이어지고 있는지 일일이 확인하는 것은 쉽지 않다. 예전에는 시계를 보고 어딘가에 메모를 해두면서 시간을 구분했지만 이제는 모바일 애플리케이션을 활용해 편리하게 진통을 구분할 수 있다. 진통이 오는 상황에 모바일 기기 화면에 손을 한 번 갖다 대는 것만으로 자동으로 기록이 되며, 계산까지 완료해준다. 나아가 진통이 어떤 간격으로 진행되었는지를 잘 기록한다면, 출산을 위해 산부인과 전문의를 만났을 때 좋은 참고 자료로 쓰일 수도 있다. 애플 앱스토어, 안드로이드 마켓에는 다양한 종류의 진통 체크 모바일 애플리케이션이 출시되어 있다. 대부분 무료인데, 하나의 애플리케이션을 쓰는 것보다 복수의 어플을 써서 오류 발생의 확률을 줄이는 것이 좋다. 각각의 스토어에서 '진통'이라는 검색어를 입력하면 쉽게 여러 개를 찾을 수 있다.

돌발상황! 아직 예정일이 안 되었는데 양수가 터졌다!

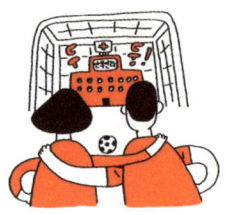

임신한 아내가 출산에 적당한 주 수를 채우고 진통을 느껴 병원으로 향해 출산을 하는 것은 매우 바람직한 일이다. 예상했던 시기에 맞춰 출산 준비를 하고, 마음의 준비를 했을 것이기 때문이다. 하지만 40주, 혹은 빠르면 38주 이전에 출산을 해야 하는 경우도 있다. '양수가 터졌다'는 말을 할 경우다.

양수는 임신 40주 동안 일정 온도를 유지하며 뱃속에 있는 아기를 보호한다. 뱃속 작은 세상에서 아기가 자유롭게 움직일 수 있는 공간인 것이다. 더불어 출산 시 태아와 함께 흘러나와 분만을 돕는다. 임신과 분만에 있어 아주 중요한 역할을 한다.

하지만 임신 주 수와 관계없이 양수를 둘러싸는 양막이 파열되면 양수가 밖으로 새어나온다. 37주 이후에는 출산에 큰 무리가 없지만 36주 이전에 파열되면 문제가 될 수 있다. 양막이 파열되어 양수가 나오는 원인은 명확하지 않지만 뱃속 아기의 위치가 좋지 않거나, 양수가 너무 많은 것 등이 이유가 될 수 있다. 이외에도 외부 충격이나 자궁경부 및 양막의 염증 혹은 성관계 등이 원인이 되기도 한다.

예정일과 관계없이 양수가 터지면 곧장 병원으로 가야 한다. 양수가 나오는 형태는 여러 가지이지만, 대표적인 것은 질을 통해 꽤나 많은 양이 나오는 것이다. 아내가 잠을 자는 사이 일이 벌어져 자각하지 못할 수도 있는데, 자고 일어났을 때 속옷이 젖어 있거나 침대가 젖었다면 의심을 해봐야 한다. 한 번 터진 양수는 계속 또는 이따금씩 나오게 된다. 간혹 소변 조절이 안 되거나 냉이 나오는 것으로 판단하는 경우도 있는데, 평소와 다른 점이 있다면 가볍게 여기지 말고 바로 병원으로 가야 한다. 양수는 냉이나 이슬처럼 점성을 띠지 않고 소변과 비슷한 맑은 물의 형태를 하고 있다.

양수가 터졌을 때 병원에서의 대처는 상황에 따라 다르다. 출산일이 임박했다면 정상적인 분만의 과정으로 여기고 그대로 출산을 진행하지만 진통이 없는데 양수가 나왔다면 최대한 양수 유출을 방지하며 진통을 도와 유도분만을 시도해야 한다.

36주 이전이라면 더욱 위험하다. 조산의 위험은 물론 아내의 질을 통해 세균이 자궁 안으로 들어가 감염될 수도 있다. 아기보다 탯줄이 먼저 나와 매우 곤란한 상황으로 이어질 수도 있다. 일단 양수가 터지면 병원에서는 모자란 양수를 보충하기 위해 아내에게 수액을 공급할 것이고, 상황에 따라 수축억제제를 맞는 경우도 있다. 아기의 폐 기능을 촉진하기 위해 스테로이드, 세균 감염을 우려한 항생제가 처방될 수도 있다.

양수가 터지는 상황은 결코 복잡하지 않다. 일단 아내가 평소와 다른 질 분비물을 발견하면 최대한 빨리 병원으로 가 전문의와 상담하자. 만약 부분 양막 파수라면 다양한 치료를 통해 양수 유출을 막을 수 있다.

양수가 터져 당장 병원으로 간다면 최대한 빠르고 안전한 교통수단을 이용해 보호자와 함께 가는 것이 좋다. 임신 말기 아내를 혼자 두지 않는 것은 기본 상식이다. 출산으로 바로 이어질 수 있으니 준비한 출산 가방을 챙기는 것 역시 필수다.

또 하나 중요한 점이 있다. 36주 이전에 양수가 터져 아기가 나와야 하는 상황이라면 인큐베이터를 이용할 수도 있는데, 분만을 하는 산부인과 중 일부에서는 인큐베이터를 보유하지 않는 경우도 있기 때문에 본인의 분만 병원에서 대형 병원을 포함한 협력 병원으로 이송될 각오도 해야 한다. 이 경우 자가용보다 분만 병원을 통해 구급차를 수배하고 간호사나 전문의가 대동해야 한다. 아내가 불안함을 느낄 수 있으니 남편의 역할이 더욱 중요하다.

• 예비 아빠를 위한 생존 Tip! •

아버님, 당황하셨어요? 침착하세요!

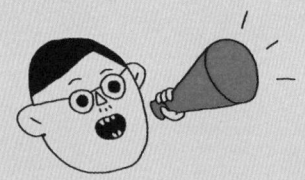

예정일이 되지 않았음에도 불구하고 양수가 터지는 등 돌발상황이 발생하면 누구나 당황하게 된다. 자연스럽게 만삭의 개월 즈음에 양수가 터지는 상황이 생길 수도 있지만 조금 일찍 외부 자극 등의 이유로 상황이 급히 변할 수도 있다.

상황을 가정해보자. 아내가 예정일을 한 달 앞두고 집에 있다가 양수가 터졌다. 한 달이라는 시간이 남았기에 무엇을 어떻게 할지 생각해보지도 않았고, 흔한 출산 가방조차 싸지 않았다. 아기가 나오면 함께 살기 위해 준비할 물건들 역시 아직 모두 구비가 되지 않았다. 아직 나와야 할 시기가 아닌데 양수가 터지니 무섭고 당황스러울 뿐이다.

아내는 황급히 당신에게 전화를 해서 상황을 알린다. 직장에 있었기에 아무것도 할 수 없던 당신은 "어떻게 하지? 병원으로 가. 나도 뛰어갈게"라는 말만 반복하고 있다. 목소리에서는 당황한 기색이 역력하다. 떨리는 당신의 목소리를 듣고 아내는 더욱 떨릴 수밖에 없다. 출산에 대한 준비는 둘째 치고, 뱃속 아이가 괜찮을지 걱정이다. 공포의 시간이다.

그때 바로 당신, 남편이 중심을 잡아야 한다. 당황스러운 일이지만 애써 태연한 척을 해야 한다. 나보다 더 당황스러운 일을 겪고 있는 것은 집에서 홀로 양수가 터진 아내다. 아예 일찌감치 모든 상황에 대한 조치를 담은 시나리오를 구성해두는 것도 좋다. 그러면 '매뉴얼' 대로 움직이기만 하면 된다.

분만실에 꼭 같이 가야 해?
응! 그럼!

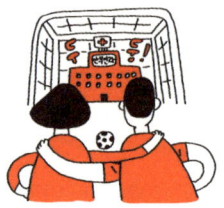

결정적인 순간이 다가왔다. 아내가 고통을 호소하며 분만실에 들어가는 순간이다. 곧 있으면 아빠와 엄마가 된다는 기대감에 세상이 온통 핑크빛으로 가득할 것 같지만 현실은 다르다. 병원에 도착하면 남편은 바쁘다. 기본적인 절차를 밟아야 한다. 아내가 분만을 해야 하기 때문이 아니라 입원에 대한 절차다. 보호자의 서면동의서, 응급 시 연락망에 대한 정보다. 만약 임신 기간 동안 진료를 받던 산부인과가 아니라면 이전 병원에서의 검사 결과, 기록 등이 전달될 수 있도록 조치를 해야 한다.

보통 산부인과는 복수의 분만실을 보유하거나, 아내가 분만실에 들어가기 전 다른 산모가 분만을 진행하는 경우가 있다. 이 경우 다른 산모의 처절한 비명을 미리 들어 공포감이 커진다.

출산은 고통스러운 일이다. 예전과 달리 요즘에는 분만실에 남편이 함께 들어가는 경우가 많다. 출산의 고통을 직접 보고 아내가 얼마나 대단한 일을 하는지 알고, 아기가 탄생하는 순간을 지켜보기 위함이다.

남편이 분만실에 함께 들어가는 것이 옳은 것인지, 옳지 않은지에 대한 의견은 다양하다. 일부 경우에는 아내의 출산 장면을 생생히 지켜본 후 아내가 더 이상 '여자'로 보이지 않아 출산 후 한참이 지났음에도 불구하고 섹스리스 부부가 되는 경우가 있다. 반면 아내의 고통을 잘 이해해 더욱 돈독한 부부관계가 유지되는 경우도 있다. 이는 개인 혹은 부부의 취향과 상황에 따라 다르다.

사전 대화를 통한 의견 나눔이 절실한 이유다. 어떤 아내는 자신이 출산을 하며 못 볼 꼴을 보여주는 것이 싫다며 아예 남편이 접근하지 못하게 하는 경우도 있다. 남편은 아내의 의견을 충분히 듣고 따라주는 것이 좋다. 분만실에 들어가지 않더라도 최소한 분만실 바로 앞에는 있어야 한다. 절충안도 있는데, 분만실에는 같이 들어가되, 아내의 하반신에 시선을 두고 출산의 직접적인 장면을 보는 것이 아니라, 상반신에서 아내의 손을 잡고 과정만 함께하는 것이다. 비명만 들어도 고통은 알 수 있다. 물론 그 고통은 남자라면 평생 느껴볼 일이 없을 것이다.

중요한 것은 분만실에 들어가는 아내는 세상에서 가장 예민한 동물이라는 사실이다. 조금만 서운하게 만들어도 평생 바가지를 긁힐 일을 만들 수 있다. 일단 남편은 어떠한 상황이 펼쳐지더라도 차분함을 잃지 말고 아내에게 든든한 버팀목이 되어줘야 한다. 분만이 생각보다 오래 걸릴 수도 있다. 오래 걸린다고 혹은 간호사가 "두 시간 정도 걸려요"라고 해서 잠시 자리를 비우는 것은 지혜롭지 못한 일이다. 실례로 어떤 남편은 배가 고파서 대기실로 나가 단팥빵을 한 입 베어 먹고 돌아왔다가 엄청난 후폭풍에 시달려야 했다. 출산하는 아내의 후각은 '원더우먼'을 방불케 한다.

다양한 상황에 따라 아내와 함께 살아오며 평생 들어본 적 없는 욕을 들을 수도 있다. 남편의 감정을 자극하는 상황이라면, 대부분 아내가 제정신에서 하는 말이나 행동이 아니라고 여기고 아무런 반

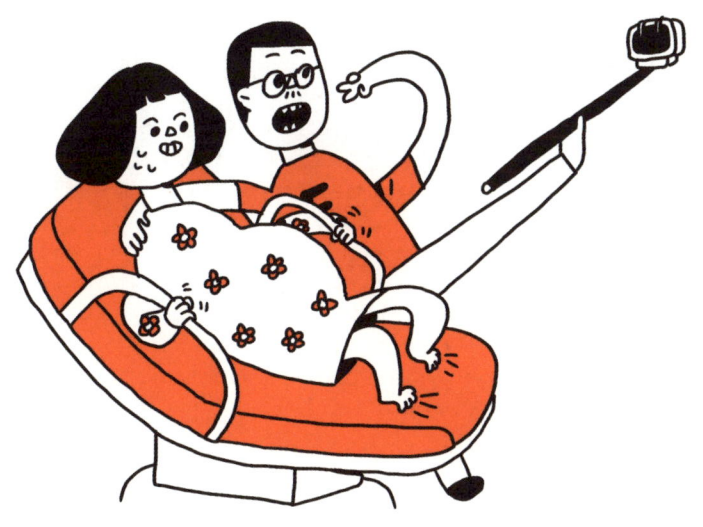

박을 하지 말아야 한다. 어떠한 것이든지 수긍하고 받아주는 것이 모두의 건강과 안녕에 이롭다.

본격적인 분만이 시작되면 의료진은 아내에게 특정한 리듬의 호흡을 요구할 것이다. 그러나 아내는 호흡마저 마음대로 하기가 쉽지 않다. 시키는 호흡을 제대로 하지 못한다고 "간호사가 하라는 대로 왜 안 해?"라는 말은 꺼내지 말자. 아내는 하기 싫어서 하지 않는 것이 아니라 못 하는 것이다. 조용히 아내의 손을 잡고 함께 호흡을 하는 것이 남편의 도리다.

상황과는 맞지 않지만 분만실에는 오디오 플레이어가 준비되어 있는 경우가 있다. 태교를 하며 들었던 음악, 아내가 평소에 즐겨 들었던 음악을 휴대전화나 USB에 담아 가면 분만실에 대해 느끼는 이질감과 불안함을 줄이는 데 조금이나마 도움이 될 수도 있다. 별다른 준비를 하지 않는다면 산부인과에서는 그저 그런 클래식 음악을 틀어주고, 탄생의 순간에 '당신은 사랑받기 위해 태어난 사람'을 건조하게 틀어줄 것이다.

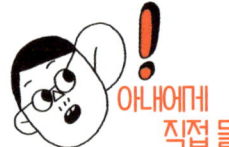

아내에게 직접 들었어요!

▶ **분만실에서 남편이 절대 하지 말아야 할 말**

- 잠을 못 잤더니 피곤하네.
- 한화가 코리안시리즈에 진출하는 꿈같은 일이 생겼는데 TV 틀어도 될까?
- 친구는 두 시간 만에 낳았다는데 자기는 오래 걸리네.
- 커피 한 잔 하고 와도 될까?
- 여기 근처에 정말 맛있는 삼계탕집이 있는데…….
- 근처에 친구가 사는데 잠깐 오라고 할까?

· 간호사 예쁘네~
· 아, 배고파.
· 이 병원 마음에 안 든다.
· 카톡이 와서……. (스마트폰은 그만!)
· 우리 엄마 빨리 오라고 할까?
· 왜 그렇게 소리를 질러? 다들 하는 건데.

▶ 분만실에서 남편이 꼭 해야 할 말

당신의 아내는 사경을 헤매고 있다. 너무 떠들지 말고, 그냥 묻는 말에만 대답하고 시키는 것만 잘하면 된다. 조용히 손만 꼭 잡아주길.

나는 아빠다.
출산의 순간부터 내가 너를 지킨다

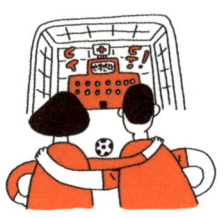

'앵~~~~~~~~.'

현실은 항상 예상과 조금 다르다. 아기는 우렁찬 울음과 함께 태어나지 않는다. 분만실에는 아내의 비명만 가득할 뿐이다. 산부인과 전문의가 아기를 받으면 곁에 있는 간호사는 정확한 출산 시간을 체크할 것이다. 놀라운 것은 아기의 모습이 상상과는 다르다는 것이다. 보통 TV 드라마에서 나오는 갓난아기들의 모습과 내 아이의 모습이 이렇게 다를 수가. 사실 TV에 등장하는 아기들은 신생아가 아니다. 최소 태어난 지 몇 개월이 지난 아기다. 천사 같은 아기들만 봤는데,

갓 태어난 내 아이는 핏덩이다. 더불어 머리는 마치 긴 옥수수를 연상시키는 '콘헤드(Corn Head)'의 형상이다. 아기는 좁은 산도를 통과하며 얼굴, 머리, 몸 곳곳에 멍 자국이 남고, 머리 역시 길어진다. 이는 시간이 가면 정상적인 원형으로 돌아오니 걱정할 필요가 없다. 전체적으로 상상 속의 아기가 아니라고 충격을 받거나, 피가 묻어 있다고 뭔가 잘못된 것이 아니냐는 생각을 하거나, 머리가 길다고 기형은 아닐까 하는 생각은 하지 말기 바란다. 지극히 정상이다.

의료진은 아기의 입에 뾰족한 고무 펌프 비슷한 물체(흡입기)를 넣어 펌프질을 할 것이다. 약간 무자비하게 느껴지기도 하지만 필요한 과정이다. 아이의 식도 혹은 기도에 들어간 양수를 빼야 정상적인 호흡을 할 수 있다. 이때까지 아이의 울음은 들을 수 없다. 몇 번의 펌프질이 지나면 아이는 그제야 우렁찬 울음을 낼 것이다. 세상에 왔노라고.

모든 순간은 순식간에 지나간다. 우렁찬 울음과 함께 자가호흡을 시작한 내 아기, 아내와 함께 만든 이 사랑의 결실이 삶을 시작한다. 그리고 가위 하나를 남편에게 줄 것이다. 바로 아내와 아기를 이어주는 탯줄을 자르는 역할이다. 보통 사전에 병원에서 남편이 직접 탯줄을 끊겠느냐고 물어보는데, 이는 유일하게 남편이 출산 과정에 직접 참가할 수 있는 부분이다. 10개월 동안 아기는 탯줄을 통해 영양분을 받아왔고, 생명을 이어왔다. 이제 10개월간 이어진 탯줄을 끊고 스스로 생명력을 유지해야 한다.

대부분 산부인과는 아기가 태어나고 호흡이 확인되면 탯줄을 자르는 등 다음 절차를 진행하지만 최근에는 일단 '엄마'의 가슴에 안기는 곳도 있다. 아내는 물론 아기가 세상에 나오며 받은 스트레스는 실로 엄청나다. 아내와 아기 모두 육체적, 심리적 안정을 취하는 데 있어 서로를 최대한 가까이 두는 것만큼 좋은 것이 없다. 아내의 뱃속에서 10개월 동안 '엄마'의 심장 소리를 듣고 체온을 공유했기에 최소한의 안정을 취할 시간을 주는 것이다. 더불어 탯줄에 남아 있는 혈액을 마지막으로 아기에게 보내는 시간이다. 간혹 아기가 태변을 먹었거나, 반응이 없을 때에는 탯줄을 빨리 자르고 처치를 해야 하는 경우도 있다.

분만 과정 내내 남편의 역할은 아내가 안정을 취할 수 있도록 도와주는 것이다. 아기가 나오면 아내의 체온이 떨어질 수 있기 때문에 담요를 덮어주고, 손을 꼭 잡아주어야 한다.

출산 직후 의료진은 아기의 발목에 엄마의 이름, 생년월일 등이 적힌 밴드를 부착할 것이다. 혹시 아기가 바뀌는 상황에 대비한 것이다. 웬만한 신생아들은 제3자의 눈에는 거의 비슷하게 생겼기 때문에 반드시 필요한 절차다. 의료진은 먼저 자가호흡 여부, 체온을 비롯한 여러 가지 아기의 생체신호를 체크할 것이다. 정상인지 확인하는 절차다. 그리고 아기의 외형적인 이상 유무를 확인한다. 손과 발, 손가락과 발가락 개수, 얼굴, 성기 이상 여부, 항문 형성 등을 체크한다. 외형적인 모습은 출산 전 초음파를 통해 일부 확인이 가능했지만, 실제 모습도 확인 절차가 필요하다. 물론 초음파로 보지 못했던 부분 역시 확인한다.

모든 과정에는 아빠도 함께 참여하는 것이 좋다. 의료진이 허락한다면 내 자식은 내가 직접 확인하는 것이 도리다. 온몸을 살펴보면 특정 부위에 점이 있는 등 차후 식별 가능한 특징이 보일 것이다. 남편이 잘 기억해두자.

모든 확인이 끝나면 아기의 출산 직후 몸무게를 재고, 손과 발의 도장을 찍을 것이다. 모두 직접 지켜보고 관여하는 것이 분만실에서 '아빠'가 해야 할 일이다.

• 예비 아빠를 위한 생존 Tip! •

나는 '찍사' 다!
탄생의 순간은 내가 기록한다!

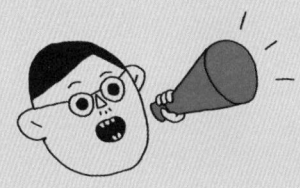

남편 그리고 아빠의 역할 외에 또 하나의 역할이 있다. 기록을 하는 역할이다. 아기가 세상에 태어나는 순간, 아내가 새 생명을 낳는 고귀한 순간을 카메라에 담아보자. 출산 가방에 미리 넣어뒀던 카메라를 들고 분만실에 들어가자. 혹시 잊었다면 휴대전화 카메라도 좋다. 하지만 분만실의 조명은 밝지 않은 경우가 종종 있기 때문에 디지털카메라로 찍어야 그나마 좋은 화질의 영상 혹은 이미지를 얻을 수 있다.

물론 출산 전부터 미리 아내와 함께 순간의 기록에 대해 상의해야 한다. 이는 출산에 앞서 과정을 시뮬레이션함으로써 두려움을 없애고, 실수를 줄여나가는 '사전 힐링'의 과정으로도 적절하다. 어떤 순간을 가장 보고 싶은지 아내의 의견을 존중하자. 대부분 비명을 지르는 순간보다 아기가 태어난 후의 순간을 기록한다. 모든 상황이 정리되면 의료진에게 부탁해 세상에 처음 나온 아기와 함께 '첫 가족사진'을 찍는 것도 좋다. 분만실 한쪽이 넓다면 삼각대를 설치할 수도 있지만, 은근히 많은 의료진이 오가는 곳이기에 방해가 될 수도 있다.

순간의 기록은 사진으로만 가능한 것은 아니다. 동영상도 가능하다. 최근 일부 남편들은 아예 카메라가 부착된 헬멧을 임대해 머리에 쓰고 분만실에 들어가 모든 상황을 1인칭 시점의 영상으로 남기는 경우도 있다. 또한 '셀카봉'의 등장과 함께 조금 더 다양한 각도에서 재치 넘치는 사진이 나오고 있다. 분만실에서도 역시 마찬가지다. 중요한 점은 기록을 남기는 데 열중한 나머지 정작 중요한 아내의 손을 잡는 일을 놓쳐서는 안 된다는 것이다. 기록도 좋지만 아내가 더 좋아야 한다.

이제 '진짜' 아빠의 삶이 시작된다

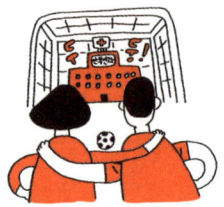

 분만의 과정이 끝나고 나면 의료진은 자세한 검사를 위해 아기를 어디론가 데려간다. 다시 따뜻한 엄마의 품에 안기기 전에 약간의 과정이 필요하다. 체온, 호흡, 혈액, 반사신경 등에 대한 검사가 필요하다. 그동안 아내는 태반을 배출하고, 분만을 위해 절개한 회음부에 대한 처치를 하는 등 약간의 시간을 보낼 것이다. 혹시 필요하다면 영양제를 투여받을 수 있는데, 남편이 출산 전후 동의해야 한다.

 아기에게 큰 이상이 없다면 약간의 시간이 흐른 후에 예쁜 배냇저고리를 입혀 다시 데려올 것이다. 제대로 인사를 하는 시간이다. 어떻게 아기를 안아야 할지, 살짝 손만 가져가도 부러질 것 같은 천사 같은 모습이다. 자연분만을 했다면 2박 3일 정도 산부인과 입원 기간을 갖는 것이 보편적이다. 아기와 아내 모두 면역력이 저하된 상황이고, 충분한 영양 보충과 절대적인 안정이 필요하다. 태어난 직후 받아야 할 검사들도 있다.

아내는 아마도 미리 모유 수유를 할지, 분유를 먹일지에 대한 생각을 했을 것이다. 모유 수유 여부와 관계없이 처음 일정 기간 동안 나오는 젖, '초유'는 반드시 아기에게 먹여야 한다. 출산 후 첫 며칠 동안 나오는 초유는 단백질과 무기질이 많고 탄수화물과 지방이 적다.

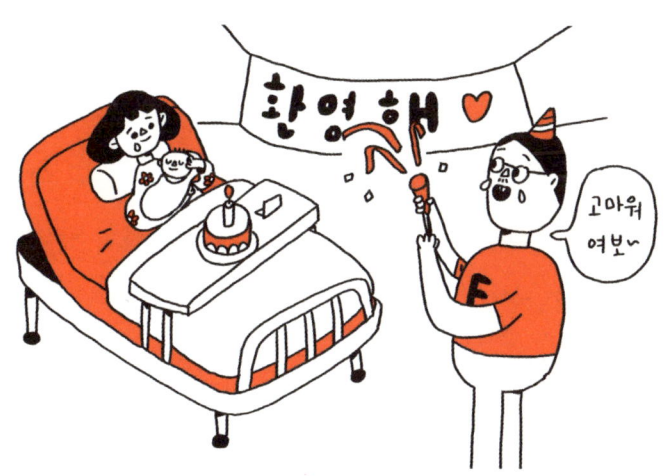

무엇보다 면역 성분이 많아 면역력 형성에 지대한 영향을 준다. 처음 며칠 동안에는 아내의 젖이 잘 나오지 않을 수도 있다. 아기 역시 어떻게 젖을 빨아야 할지 모를 수도 있다. 하지만 지속적인 시도를 반복하다 보면 늘어나는 양을 확인할 수 있다.

최근 여성들은 몸매 관리 때문에 모유 수유를 피하는 경향도 있다. 하지만 모유 수유는 아기에게 가장 이상적인 영양 공급법이다. 면역력 유지에도 이보다 좋은 것은 없다. 이 세상 어느 영양분보다 이롭다. 무엇보다 아내와 아기가 체온을 나누어 정서적 안정을 높이는 통로다.

아내에게도 좋다. 호르몬 조절이 되어 자궁이 수축되고 산후 출혈 및 신진대사 활성화에 좋다. 아내가 처음부터 모유 수유를 피한다면 이유를 알아보고 적어도 출산 후 최소 일주일은 초유를 먹이도록 유도하는 것이 좋다.

병원에서 지내는 짧은 시간 동안 아내는 안정을 취하고, 아기가 바깥세상에서 살아갈 수 있는지 확인한다. 또한 집으로 데려간 후에 취해야 할 기본적인 교육을 받는다. 수유 방법, 목욕 요령 등을 비롯한 상황별 대처 요령, 또 아내가 회복을 위해 취해야 할 것에 대한 노하

우를 전수받는다. 이후 산후조리원으로 향한다면 조금 더 안정을 취할 시간과 지식을 얻을 수 있다. 물론 바로 집으로 가도 무방하다. 출산의 과정은 이로써 마무리되고, 이제 한 사람의 새로운 삶이 더해진 '가족'의 생활이 시작된다.

에필로그

남자 3막,
새로운 삶의 시작

위대한 탄생과 함께 임신 10개월, 280일의 대서사시는 막을 내린다. 지구상에 나의 유전자를 가진 또 하나의 생명체가 나타났다. 하지만 이제 시작일 뿐이다. 새로운 인생의 시작이다. 처음 임신 사실을 확인하고 부부가 함께 기뻐한 순간, 가족과 친지들에게 곧 새 생명이 우리 곁에 올 것이라는 소식을 알리고 함께 반가워했던 순간들이 주마등처럼 스쳐간다. 태어날 아기를 기다리며 가슴 설레던 날들을 돌아보면 얼굴에 잔잔한 미소와 감동이 밀려올 것이다.

무엇보다 가장 많은 고생을 한 것은 아내와 아기다. 입덧으로 고생한 아내, 날로 무거워지는 몸에도 불구하고 아침저녁으로 남편을 챙긴 아내의 노고를 잊어서는 안 된다. 더불어 뱃속에서 280일을 생존해준 아기에게도 잘 이겨내줘 고맙다고 인사를 전하자. 모두가 승리자다.

다시 시작이다. 길었던 임신 기간과는 비교도 되지 않는 삶이 기다리고 있다. 무엇을 상상하든 그 이상을 보게 될 것이다. 아기를 집으로 데려온 순간부터 삶은 바뀔 것이다. 남자의 삶은 태어난 후 첫 번째 막이 오르고, 결혼과 함께 남편으로서 두 번째 막이 오른다. 그리고 한 아이의 아버지로서 세 번째 막이 오른다. 매 순간 극적인 변화가 있었지만 아빠로서의 변화 역시 거대한 도전이다. 이번 도전은 방금 태어난 아기가 새로운 가정을 꾸리는 2막을 맞이할 때까지 계속될 것이다.

변화와 도전은 당장 삶에 영향을 준다. 아기는 시도 때도 없이 기저귀를 갈아달라며 울어댈 것이고, 새벽 두 시에도 이유 모를 울음으로 당신을 곤란하게 할 것이다. 밤과 낮의 구분이 애매하다. 회사를 마치고 피곤한 몸을 이끌고 집에 오면 휴식을 취해야 하지만, 회사 생활보다 더 피곤한 육아 생활이 나를 기다리고 있다. 오죽하면 "회사에서 집으로 애 보러 출근한다"는 말이 있을까. 세상 돌아가는 일들에 관심을 둘 여유 따위는 없다.

하지만 퇴근 후 남편이 맡아야 할 육아의 강도는 아내의 그것에 비하면 새 발의 피다. 출산 후 한동안 아내는 종일 사방이 막힌 집에서 육아에 시달리고, 남편의 퇴근만을 기다린다. 남편을 기다리는 아내의 시계는 국방부 시계를 바라보는 이등병의 시계만큼이나 느리다. 아내에게 하루는 유독 길다. 수유를 하느라 임신 내내 먹지 못했던 커피 한 잔, 맥주 한 모금을 마시지 못하는 것 역시 여전하다. 아내의 날카로움도 마찬가지다. 육아 스트레스 때문에 부부가 의견 충돌을 하거나 감정이 맞설 상황도 있다.

몸과 마음이 지치는 삶이 지속될 것이다. 다행히 명약이 있다. 곤히 잠든 아기의 천사 같은 모습을 보고, 스스로 자신이 얼마나 행복한지 묻기 바란다. 세상에 둘도 없는 존재가 나와 아내에게 왔다. 시도 때도 없이 울고, 그 이유를 몰라 답답할 때도 있지만, 아무리 힘들어도 아기가 짓는 작은 미소에 모든 것이 녹아내릴 것이다.

이 세상 어떤 금은보화, 아니 이 세상과도 바꿀 수 없는, 겪어보지 않은 사람은 결코 느낄 수 없는 가치를 가진 행복이 나와 아내 곁에,

'가족'이라는 테두리 안에 조용히 와 있을 것이다. 시간은 쏜살같이 흐를 것이고, 품에 안긴 아이가 평생 안겨줄 희로애락은 삶을 더욱 풍성하게 만들 것이다. 남자의 새로운 삶은 비로소 다시 시작된다. 멋진 남편, 위대한 아빠의 도전을 즐겨보자.

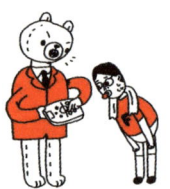